老年人工气道护理管理规范

主 编　武淑萍　杨　晶

科学出版社

北京

内 容 简 介

本书将人工气道专项护理技术的临床实践及经验进行了总结和提炼，汇集编制了老年人工气道护理管理规范。涉及老年患者人工气道的种类、人工气道护理管理、辅助通气管理、呼吸监测、人工气道并发症与护理、机械通气患者康复训练及健康教育、撤机与拔管等内容，共七个部分内容，涵盖了从人工气道的建立到维护、撤机拔管及健康教育等各个阶段的操作流程与护理，对临床工作中人工气道护理具有较强的实用性和指导性，适用于老年临床危急重症抢救工作的指导及专科护士气道管理方面的培训学习与考核。本书采用图文并茂及流程图的形式，使内容更加清晰、直观、简明，方便护理人员学习、掌握和实践。

图书在版编目(CIP)数据

老年人工气道护理管理规范/武淑萍,杨晶主编. —北京:科学出版社,
2018.1

   ISBN 978-7-03-055369-0

Ⅰ.①老⋯　Ⅱ.①武⋯ ②杨⋯　Ⅲ.①老年人－人工器官－气管－护理－管理规范　Ⅳ.①R473.56

中国版本图书馆 CIP 数据核字(2017)第 277239 号

责任编辑:郝文娜 / 责任校对:韩　杨
责任印制:赵　博 / 封面设计:吴朝洪

版权所有，违者必究。未经本社许可，数字图书馆不得使用

斜 学 出 版 社 出版

北京东黄城根北街 16 号
邮政编码:100717
http://www.sciencep.com

天津市新科印刷厂 印刷
科学出版社发行　各地新华书店经销

*

2018 年 1 月第 一 版　开本:720×1000　1/16
2018 年 1 月第一次印刷　印张:9 1/4
字数:147 000

定价:36.00 元
(如有印装质量问题，我社负责调换)

编者名单

主　编　武淑萍　杨　晶
副主编　来纯云　高艳红　吴　柳　吴琳娜
主　审　侯惠如　王晓媛
编　委　（以姓氏笔画为序）
　　　　于江丽　王　丹　王　薇　王志燕
　　　　庄春晓　孙　蔚　李双燕　杨　阳
　　　　杨　娉　杨　晶　来纯云　吴　迪
　　　　吴　柳　吴琳娜　张　力　张艳君
　　　　陈少华　武淑萍　周冬蕊　袁　熹娜
　　　　耿玲玲　顾月琴　高艳红　郭　莹
　　　　谈燕聪　鲁元雪　温江丽　潘　静
　　　　霍　霞

序

人工气道的建立和管理，对于缓解上气道的阻塞，保护气道的通畅十分重要。凡是需要进行常规正压通气的患者都需要建立人工气道，并且在整个机械通气期间，要经常通过人工气道(气管插管或者气管切开)进行呼吸道分泌物的吸引来改善肺的廓清，以便于连接呼吸机，为呼吸衰竭患者进行有效机械通气。因此，人工气道的管理，是呼吸内科和 ICU 临床护理工作中一项十分经常又非常重要的工作，一定意义上说，人工气道管理的好坏直接关系到机械通气的成败。

解放军总医院南楼临床部自从 20 世纪 80 年代在临床上普遍应用机械通气抢救严重呼吸衰竭以来，历经数十年，每天有数十例患者在应用常规正压通气。本书作者都长期工作在临床护理和教学第一线，积累了人工气道管理方面的丰富经验，他们精心组织和安排，并广泛查阅国内外相关资料，努力将人工气道管理的最新方法和技术、新知识介绍给大家。此前，作者编写了"老年常见管道护理规范——人工气道管理"一书，作为解放军总医院多届全国护理学习班的内部教材来使用，广受欢迎。在吸取学员意见的基础上，又逐章修改而成此书。

本书内容涉及人工气道的种类、管路维护、并发症预防及处理、辅助通气管理、机械通气患者的康复训练等。文中配有大量的照片或图谱，力求讲述内容简单实用，清晰明了，图文并茂。方便护理人员理解和掌握。相信此书的出版对提高各科护理人员，尤其是呼吸和危重症病学科、麻醉科的护理人员和呼吸治疗师的人工气道管理水平，以及提高协助机械通气患者进行康复训练的能力颇有帮助。

解放军总医院　俞森洋

2017 年 10 月

前　言

建立人工气道是抢救急危重患者的重要手段，为保证有效引流和机械通气创造了条件。人工气道护理管理是维持人工气道安全与有效的保障，做好人工气道固定、湿化、排痰及气囊管理，有利于早日撤机拔管，减少并发症，提高患者生命质量。因此，人工气道管理是临床护理十分重要的一项工作。

本书将近几年人工气道专项护理技术的临床实践及经验进行了总结和提炼，汇集编制了老年人工气道护理管理规范。涉及老年患者人工气道的种类、人工气道护理管理、辅助通气管理、呼吸监测、人工气道并发症与护理、机械通气患者康复训练及健康教育、撤机与拔管七个方面的内容，在附录中增加了人工气道护理技术操作及气道专项质量管理的表单，对临床工作中人工气道护理具有较强的实用性和指导性，适用于老年临床危急重症抢救工作的指导及专科护士气道管理方面的培训学习与考核。本书采用图文并茂及流程图的形式，使内容更加清晰、直观、简明，方便护理人员学习、掌握和实践。

本书的编写人员是解放军总医院老年病区气道护理专项护理组的骨干，长期工作在临床护理和教学第一线，积累了人工气道管理方面的丰富经验，结合广泛查阅国内外的相关资料，总结了人工气道管理的技术和方法，编写了"老年常见管道护理规范——人工气道管理"一书，作为解放军总医院多届全国护理学习班的内部教材来使用，广受欢迎。在吸取学员意见的基础上，又逐章修改而成此书。限于作者的水平和编写时间有限，不完善之处，敬请各位专家、护理同行、广大读者批评指正！

解放军总医院　武淑萍

2017 年 8 月 1 日

目　　录

第一章

人工气道的种类

第一节　口咽通气管

一、简介

口咽通气管(oropharyngeal airway, OPA)又称口咽导气管,是一种非气管导管性通气管道,常用于保持气道通畅,还可以当作牙垫来防止牙齿咬合。通气管通常由橡胶、塑料、金属等制成。通气管口颊端(近端)有一个凸缘来防止吞咽和插入过深,远端为一个半圆形部分,曲率按照口、舌、后咽部的走行设计,使舌向前移。另外,气体通道还可进行口咽部分泌物吸引(图 1-1)。

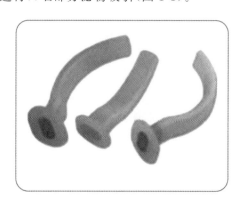

图 1-1　口咽通气管

二、适应证

(1)上呼吸道梗阻的患者(如舌后坠时)打开气道。

(2)气道分泌物增多时便于吸引。

(3)癫痫发作或抽搐时保护舌齿免受损伤。

(4)经口气管插管时取代牙垫作用。

三、物品准备

（表 1-1）

表 1-1　物品明细

物品名称	数量	物品名称	数量
口咽通气管	1 套	负压吸引装置	1 套
胶布（宽 2.5cm）	1 卷	一次性吸痰管	数根
无菌生理盐水	1 瓶	手消毒液	1 瓶
护理手套	1 副		

四、操作流程

(1)操作者洗手,戴口罩、手套。

(2)查对评估患者,协助取舒适体位,一般为平卧位,头后仰。

(3)清理口咽部及呼吸道分泌物,检查门齿有无松动。

(4)选择合适型号的口咽通气管(测量患者嘴角到耳后下颌角连线的长度)。

(5)充分润滑口咽通气管,可用无菌生理盐水润滑。

(6)放置方法

1)直接放置:用舌拉钩或压舌板作为辅助工具,将口咽通气管的咽弯曲部分沿舌体上缘缓慢推送至上咽部,使舌根与口咽后壁分开,打开气道。

2)反向插入法:把口咽管的咽弯曲部分向腭部缓慢插入口腔,当其内口通过腭垂后并接近口咽后壁时(大约为口咽通气管 1/2 长度),将口咽通气管旋转 180°,同时于患者吸气时顺势向下推送至合适位置。

(7)确认气流通畅后,用胶布将口咽通气管妥善固定于患者双侧面颊部。

(8)向家属及陪护人员交代注意事项。

(9)监测生命体征及脉搏血氧饱和度。

(10)洗手,做好记录。

五、固定

1.胶布固定　准备 2 条长 20～25cm 的胶布,第 1 条胶布的一端固定于右侧面颊部,绕口咽通气管外口端 1 周,然后固定于右侧面颊部。第 2 条胶布以相同方法固定于左侧面颊部。

2.寸带固定　一条长 40～50cm 的寸带,对折后中间部分在口咽通气管外露端打结固定,两端绕头 1 周固定或挂在双耳固定。

六、注意事项

(1)注意观察导管在口腔中的位置,避免不正确的操作将其推至下咽部而引起呼吸道梗阻。

(2)选择合适型号的口咽管,宁长勿短,过短不能到达舌根部,起不到开放气道的作用,过长可能阻碍通气。

(3)可经口咽通气管置入吸痰管轻轻将口咽部的分泌物、呕吐物、血液等吸出。

(4)保持口腔清洁,定时进行口腔护理。

(5)放置口咽通气管后注意观察患者的唇部、舌体、牙齿有无损伤及出血。

(6)口咽通气管放置成功后妥善固定,防止脱落,胶布被分泌物浸湿时或寸带松脱时,应及时予以更换。

(7)禁忌证

1)喉头水肿、气管内异物、哮喘、咽反射亢进者。

2)门齿有折断或脱落风险及有误吸风险者。

3)呼吸肌麻痹或中枢性呼吸衰竭需要进行机械通气的患者。

第二节　鼻咽通气管

一、简介

鼻咽通气管(nasopharyngeal airway,NPA)是治疗软组织引起的上呼吸道梗阻的另一种气道装置。置入后,NPA 比 OPA 的刺激小,因此清醒、半昏迷或浅麻醉的患者更容易接受。NPA 是用塑料或软橡胶制成的不同长度和宽度的、柔软弯曲的筒形管道。一个凸缘或可活动的调节圈可以防止外端滑入鼻孔并控制插入深度。凹面沿着硬腭上侧和鼻-口咽后壁插入。通气道的斜面向内有助于它沿气道前进并将黏膜损伤降至最低。鼻咽通气管可分为单侧鼻咽通气和双侧鼻咽通气管(图 1-2)。

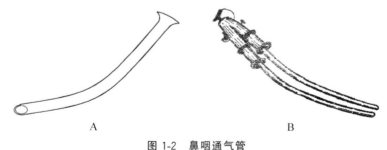

图 1-2　鼻咽通气管

A. 单侧鼻咽通气管;B. 双侧鼻咽通气管

二、适应证

(1)上呼吸道梗阻的患者打开气道。
(2)肥胖患者麻醉诱导时保持呼吸通畅。
(3)呼吸心跳骤停的急救。
(4)需要口咽和喉咽吸引的患者。
(5)有牙齿疾病或口咽外伤不适用口咽通气管的患者。

三、物品准备

(表1-2)

表1-2　物品明细

物品名称	数量	物品名称	数量
鼻咽通气管	1套	负压吸引装置	1套
胶布(宽2.5cm)	1卷	一次性吸痰管	数根
无菌生理盐水	1瓶	手消毒液	1瓶
护理手套	1副		

四、操作流程

(1)操作者洗手,戴口罩、手套。
(2)查对评估患者,协助取舒适体位,一般为平卧位。
(3)清洁鼻腔,清理口咽、鼻咽部及呼吸道分泌物。
(4)使用前检查鼻孔的大小、通畅性,是否有鼻息肉和明显的鼻中隔偏曲。
(5)选择合适型号的鼻咽通气管,长度估计方法为:从鼻尖至外耳道口的距离,一般成人选择7.5号鼻咽通气管。
(6)充分润滑鼻咽通气管。
(7)放置方法(图1-3)

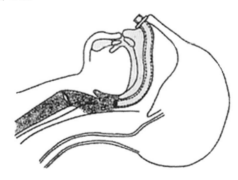

图1-3　**鼻咽通气管置入**

1)直接放置:将鼻咽通气管凹面沿硬腭轻柔地滑入鼻腔,经鼻道平行腭部下行直至感觉鼻咽部后方的阻力。

2)反向插入法:将通气管逆时针旋转90°,使斜面开口靠近鼻咽部后方的黏膜,通过咽后壁旋转回原位。再轻轻用力,缓慢插入至所需长度。如果管子弯曲扭折应旋转回原位重新置入。

(8)确认气流通畅后,用胶布将鼻咽通气管妥善固定于患者双侧面颊部。

(9)向家属及陪护人员交代注意事项。

(10)监测生命体征及脉搏血氧饱和度。

(11)洗手,做好记录。

五、固定

1.胶布固定 准备2条长20~25cm的胶布,第1条胶布的一端固定于右侧面颊部,绕鼻咽通气管外口端1周,然后固定于右侧面颊部。第2条胶布以相同方法固定于左侧面颊。

2.寸带固定 一条长40~50cm的寸带,对折后中间部分在鼻咽通气管外露端打结固定,两端绕头1周固定或挂在双耳固定。

六、注意事项

(1)插入过程中,若用力后导管仍不能通过,可以换一根更细的管子再次扩张鼻孔或尝试另一只鼻孔。

(2)如果管子不能通过,应将其退出2cm,经鼻通道放入一根吸引管作为引导。

(3)如果鼻咽通气管全部插入后患者出现咳嗽或不适,应将其退出1~2cm。

(4)选择合适型号的鼻咽通气管,宁长勿短,过短不能到达舌根部,起不到开放气道的作用,过长可能阻碍通气。

(5)放置鼻咽通气管后注意观察患者的鼻部有无损伤及出血,定期观察有无鼻翼压力性溃疡或鼻窦炎。

(6)鼻咽通气管放置成功后,妥善固定,防止脱落,胶布被分泌物浸湿时或寸带松脱时,应及时予以更换。

(7)禁忌证

1)管道的粗细与患者的鼻腔大小不适合。

2)鼻腔肿物、鼻腔内有出血倾向者。

3)鼻通道堵塞、鼻骨骨折、明显的鼻中隔偏曲的患者。

4)颅底骨折脑脊液耳、鼻漏患者。

第三节 喉 罩

一、简介

喉罩(laryngeal mask airway,LMA)是用于意识丧失患者急救及麻醉时的微创气道管理工具。其由一个充气的罩和一根管子组成,经患者口腔插入,罩体扣在声门周围组织以保证肺通气。喉罩与有创的气管内插管相比,具有置入便捷、盲插成功率高、对血流动力学影响小、并发症少等优点(图1-4)。

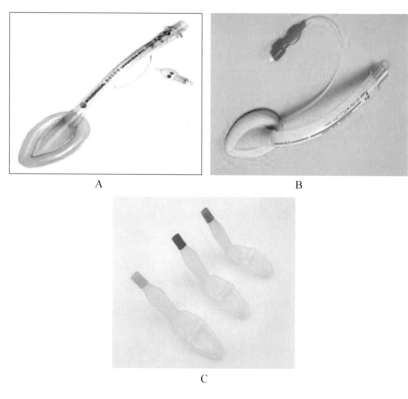

A   B

C

图 1-4 **喉罩**

二、适应证

(1)紧急抢救时建立气道,保证通气。
(2)需要气道保护而又不能行气管内插管的患者。
(3)当气管插管困难、风险大或不成功时,可以用作急救通道。

三、物品准备

（表 1-3）

表 1-3　物品明细

物品名称	数量	物品名称	数量
喉罩	1 套	无菌手套	1 副
胶布（宽 2.5cm）	1 卷	润滑剂	1 支
一次性注射器（20ml）	1 个	手消毒液	1 瓶

四、操作流程

（1）操作者洗手，戴口罩、手套。查对评估患者。

（2）检测气囊：注气 20ml 检查喉罩充气囊是否漏气，然后抽空囊内气体，并进行充气囊手法塑形。

（3）将表面麻醉药及润滑剂涂抹在喉罩的背面及两侧，注意避开喉罩尖端。

（4）协助患者去枕平卧，清理口腔，仰面举颏，打开气道。

（5）操作者位于患者头侧，用左手撑开口腔，右手执笔式握住喉罩，尖端抵住口腔硬腭，沿着硬腭-软腭生理弯曲向前插入（图 1-5）。

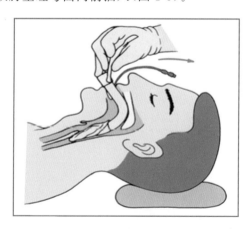

图 1-5　**喉罩置入**

（6）喉罩送入口腔后，左手拇指压住舌体，其余四指上抬下颏，暴露声门，继续推进管道，受到明显阻力后即放置到位。

（7）根据喉罩型号向套囊内适当充气，成人通常选择 4 号喉罩，充气 20ml。

（8）接简易呼吸器通气，听诊呼吸音，观察胸廓起伏（图 1-6）。

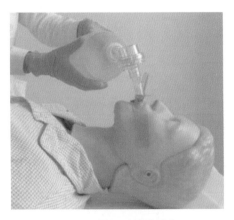

图 1-6　**置入后辅助通气**

(9)用胶布将喉罩妥善固定于患者双侧面颊部。

(10)向家属及陪护人员交代注意事项。

(11)密切观察患者生命体征及脉搏血氧饱和度。

(12)洗手,做好记录。

五、注意事项

(1)根据患者体重选择适宜的喉罩。喉罩过小常致插入过深,造成通气不良。喉罩过大不易到位,容易漏气。

(2)气囊充气量要适宜,过大时反而容易产生漏气,还会对咽喉部产生压迫。

(3)润滑剂不能涂在喉罩开口处,避免润滑剂进入喉头诱发喉痉挛。

(4)喉罩仅提供一个通气方法,不能完全替代传统的气管内插管。不适于长期机械通气者,仅能短时间应用,通气压力不能过高。

(5)确保喉罩插入位置正确,深度不够或套囊过度充气时可能发生血管受压和神经损伤。

(6)禁忌证

1)饱食及具有反流危险的患者。

2)张口度小,难以通过喉罩者。

3)过于肥胖、阻塞性肺部疾病或异常性口咽病变者。

第四节　喉　　管

一、简介

喉管(laryngeal tube,LT)是经口腔插到食管入口的通气管道。双套囊充气后分别封闭口咽腔和食管,通气口正对喉咽腔。其可以实施正压通气,用于临床急救。LT 由一根硅胶气管两个套囊(咽套囊和食管套囊),一个控制压力的气球和一个标准直径的连接器组成。喉管的通气管短而呈"J"字形,平均直径为 11mm,前端为盲端。LT 可用于自主呼吸和控制呼吸,其细长的外形可以在患者张口不大的情况下顺利插入,插入相对容易并可以保证气道的通畅(图 1-7)。

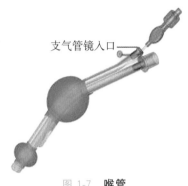

支气管镜入口————

图 1-7　喉管

二、适应证

(1)紧急抢救时气道建立。

(2)张口受限的患者。

(3)当气管插管困难、风险大或不成功时,可以用作急救通道。

三、物品准备

(表 1-4)

表 1-4　物品明细

物品名称	数量	物品名称	数量
喉管	1 套	无菌手套	1 副
胶布(宽 2.5cm)	1 卷	润滑剂	1 支
一次性注射器(20ml)	1 个	手消毒液	1 瓶

四、操作流程

(1)操作者洗手,戴口罩、手套。查对评估患者。

(2)检测气囊:注气检查喉管充气囊是否漏气,然后抽空囊内气体。

(3)将表面麻醉药及润滑剂涂抹在喉管的背面及两侧。

(4)协助患者去枕平卧(图 1-8),清理口腔,仰面举颏,打开气道,头处于正中位。

(5)操作者位于患者头侧,用左手撑开口腔,右手执笔式握住喉管,沿舌中线盲插,尖端抵住硬腭插向尾端,然后轻轻地沿腭向前推进到下咽部直至阻力产生。

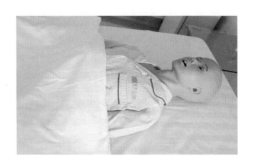

图 1-8　去枕平卧位

(6)根据喉管型号向套囊内适当充气,压力应调控在 $60cmH_2O$ 以内。

(7)接简易呼吸器通气,听诊呼吸音,观察胸廓起伏。

(8)用胶布将喉管妥善固定于患者双侧面颊部。

(9)向家属及陪护人员交代注意事项。

(10)密切观察患者生命体征及脉搏血氧饱和度。

(11)洗手,做好记录。

五、注意事项

(1)根据患者身高、体重选择适宜的喉管。

(2)气囊充气量要适宜,过大时反而容易产生漏气,还会对咽喉部产生压迫。

(3)喉管仅提供一个通气方法,不能完全替代传统的气管内插管。

(4)不适宜长期机械通气者,仅能短时间应用,通气压力不能过高。

(5)确保喉管插入位置正确,深度不够或套囊过度充气时可能发生血管受压和神经损伤。

(6)上呼吸道阻塞疗效好,对下呼吸道分泌物潴留者慎用。

(7)禁忌证

1)存在误吸风险的患者。

2)肺顺应性差、气道阻力增加及存在口咽或会厌损伤的患者。

3)喉管不能放置和处理声门下的气道梗阻。

第五节　气管插管

一、简介

气管插管是将一特制的气管导管(endotracheal tube,ET)(图1-9)经声门置入

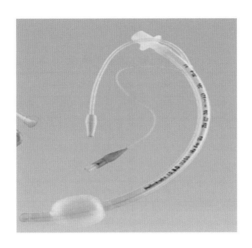

图 1-9　**气管插管导管**

气管的技术。气管插管技术能为气道通畅、通气供氧、呼吸道吸引和防止误吸等提供最佳保障。临床常见经口气管插管和经鼻气管插管两种方法,前者为喉镜引导下经口气管插管,后者一般为纤维支气管镜引导下经鼻气管插管。

二、适应证

(1)各种原因引起的呼吸道阻塞,如分泌物阻塞、溺水等。

(2)呼吸、心跳骤停需紧急复苏抢救时。

(3)急、慢性呼吸衰竭需要辅助通气者。

三、物品准备

(表 1-5)(表 1-6)

1. 经口气管插管用物

表 1-5　物品明细

物品名称	数量	物品名称	数量
气管插管(7 号或 7.5 号)	1 根	简易呼吸器或呼吸机	1 套/1 台
胶布(宽 2.5cm)	1 卷	喉镜	1 套
一次性注射器(10ml)	1 个	牙垫	1 个
无菌生理盐水	1 瓶	开口器	1 个
无菌手套	2 副	舌钳	1 个
一次性吸痰管	数根	负压吸引装置	1 套
导丝	1 根	手消毒液	1 瓶

2. 经鼻气管插管用物

表 1-6　物品明细

物品名称	数量	物品名称	数量
气管插管(7 号或 7.5 号)	1 根	一次性吸痰管	数根
胶布(宽 2.5cm)	1 卷	简易呼吸器或呼吸机	1 套/1 台
一次性注射器(10ml)	1 个	纤维支气管镜	1 套
无菌生理盐水	1 瓶	负压吸引装置	1 套
无菌手套	2 副	手消毒液	1 瓶

四、操作流程

1. 经口气管插管

(1)操作者洗手,戴口罩、手套。

(2)患者取去枕平卧位,清理口腔分泌物,头后仰打开气道(图 1-10)。

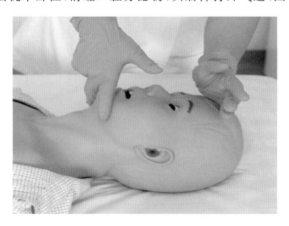

图 1-10　开放气道

(3)打开喉镜包装,连接叶片,检查灯泡。

(4)检查气管导管、气囊无漏气,抽净气体,将导丝置入导管内。

(5)去掉床头,助手协助固定患者头部,操作者站在患者头侧,左手持喉镜,将喉镜叶片插入到会厌谷(舌根与会厌之间),上抬叶片暴露声门,右手持气管插管,沿口腔经声门导入气管插管至气道,长度(至门齿距离)22～24cm,小心退出喉镜叶片及导丝(图 1-11)。

(6)使用 10ml 注射器气囊充气,接简易呼吸器或呼吸机进行通气,听诊呼吸

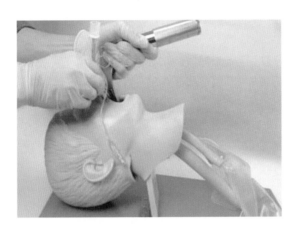

图 1-11　经口气管插管

音,确认导管位置正确,必要时协助吸痰。

(7)固定用长 10cm 的胶布将导管与牙垫缠绕一圈,然后使用两条长约 35cm 的胶布,分别以气管插管外露根部为中心,环绕导管外周,并交叉固定于两侧脸颊部(图 1-12),可用专用固定带固定。

(8)垫枕头,约束双手,安装床头档、整理床单位及用物。

(9)向家属及陪护人员交代注意事项。

(10)监测生命体征及脉搏血氧饱和度。

(11)洗手,做好记录。

2. 气管镜引导下经鼻气管插管

(1)核对患者姓名、ID 号,向家属解释操作目的。

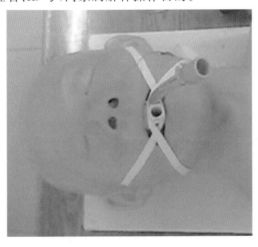

图 1-12　经口气管插管固定

（2）患者准备：患者取去枕平卧位，头后仰，约束双手。

（3）操作者洗手，戴口罩、手套。

（4）检查气管导管、气囊无漏气，抽净气体。

（5）润滑气管镜及导管，取下导管接头，将气管导管套在气管镜上，纤维支气管镜侧孔接负压吸引管。

（6）去掉床头，助手协助固定患者头部，操作者站在患者头侧，手持纤维支气管镜顺着鼻腔插入，前端过声门（至隆突上 6～8cm 处），将导管沿鼻腔缓慢导入，置入长度（至鼻部距离）为 27～29cm，退出纤维支气管镜（图 1-13）。

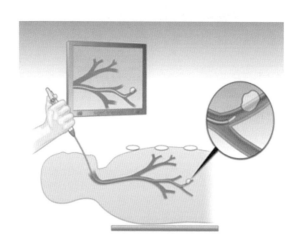

图 1-13　气管镜引导下经鼻气管插管

（7）使用 10ml 注射器气囊充气，接简易呼吸器或呼吸机进行通气，听诊确认导管位置无误，必要时协助吸痰。

（8）用一条长 10cm、宽 2.5cm 的胶布，从一侧的正中剪开 2/3，未剪开一端固定在导管上方鼻翼上，将另一端剪开的两翼胶布分别环绕在气管插管的外露根部（图 1-14）。

（9）固定完毕后，再次确认导管位置。

（10）垫枕头，安装床头档，整理床单位及用物。

（11）向家属及陪护人员交代注意事项。

（12）监测生命体征及脉搏血氧饱和度。

（13）洗手，做好记录。

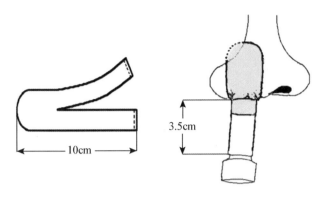

图 1-14　**经鼻气管插管胶布固定**

五、注意事项

(1)气管导管的型号选择应按患者年龄、性别、身材大小等决定。

(2)置入深度适宜,经口气管插管长度为22～24cm,经鼻气管插管长度为27～29cm。

(3)气管导管套囊内充气要适度,其内压一般不高于30cmH_2O。

(4)导管插入后,应检查两肺呼吸音是否正常,防止误入支气管。如发现导管已经进入一侧主支气管或误入食管时,必须立即调整或重插。

(5)导管牢固固定,防止滑脱。

(6)及时吸引气管内分泌物,观察导管是否通畅,有无扭曲。

(7)禁忌证

1)经鼻插管禁用于颅底骨折、鼻腔闭锁、鼻骨骨折等患者。

2)喉水肿、急性喉炎、喉头黏膜下血肿等患者,除非急救,禁忌行气管内插管。

第六节　盲　插　管

一、简介

盲插管(esophageal tracheal combitube,ETC)又称食管气管联合导管或食管气管双腔气道,是一个同时具备食管阻塞式通气管和传统气管导管功能的紧急插管装置。该联合导管是一个双套囊和双管腔的导管,无论插入食管还是气管,均可提供有效通气。当插入食管时可通过咽管腔的侧孔进行通气,而插入气管时可通过气管食管管腔的远端进行通气。气管咽部的套囊充气后可密封口腔和鼻腔。近端口咽套囊的环形标记用以指示插入的深度(图 1-15～图 1-17)。

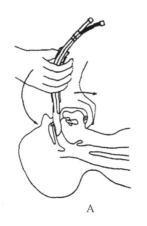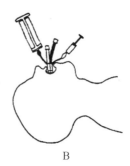

A   B

图 1-15　盲插管插入示意图

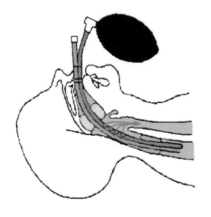

图 1-16　盲插管插入食管通气

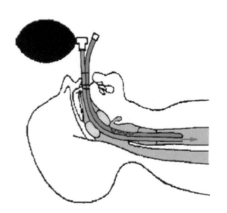

图 1-17　盲插管插入气管通气

二、适应证

(1)任何紧急情况下的呼吸、心跳骤停的复苏抢救。

(2)经口、鼻气管插管困难的急救。

三、物品准备

（表1-7）

表1-7　物品明细

物品名称	数量	物品名称	数量
盲插管	1套	呼吸器或呼吸机	1套/1台
胶布(宽2.5cm)	1卷	喉镜(备用)	1套
纱布	数块	听诊器	1副
牙垫	1个	负压吸引装置	1套
无菌生理盐水	1瓶	手消毒液	1瓶
无菌手套	2副		

四、操作流程

(1)呼叫患者,触摸患者颈动脉(图1-18),判断需要盲插管急救。

(2)协助患者去枕平卧、头偏向一侧,迅速清理呼吸道(图1-19),头后仰,头颈部置于正中位。

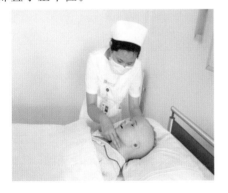

图1-18　**判断患者情况**

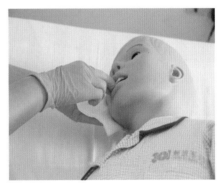

图1-19　**清理口咽部分泌物**

(3)操作者戴口罩、手套。取出盲插管,分别检查1号、2号气囊有无漏气(图1-20),润滑导管(图1-21)。

(4)去掉床头,助手协助固定患者头部,操作者站在患者头侧。

(5)插管:一手打开口腔,另一手执笔式持盲插管,沿口腔生理弯曲缓慢插入至上下门齿位于环形标志刻度处(图1-22)。

(6)判断位置:将1号、2号气囊分别注气(图1-23),简易呼吸器(或呼吸机)接1号管试通气,听诊肺部有呼吸音证实插管成功,通气有效。

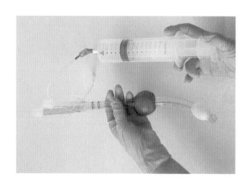

图 1-20 测试盲插管气囊

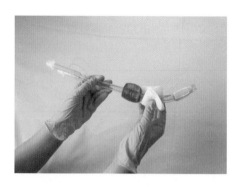

图 1-21 润滑盲插管

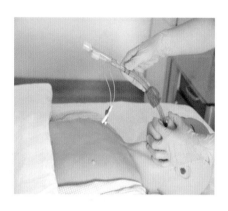

图 1-22 插入盲插管

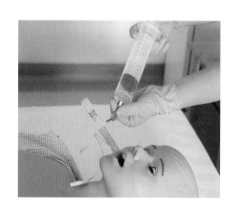

图 1-23 气囊注气

(7)盲插管插入后存在如下可能

1)听诊肺部无呼吸音、胃部听到吹气音,将简易呼吸器接 2 号管试通气,听诊肺部有呼吸音时,证实插管成功,通气有效。此时盲插管位于气管内,相当于普通的气管插管。

2)接 1 号、2 号管试通气时,均未听到呼吸音,且挤压通气囊阻力大,此时盲插管位于食管内,由于插入过深,气囊堵塞会厌部,影响气体进入气道。此时,将 1 号气囊放气,盲插管往外拔出 2~3cm,然后将 1 号气囊重新充气,再接 1 号管即可通气,听诊肺部有呼吸音时,证实插管成功(图 1-24)。

(8)用长 10cm 胶布将导管与牙垫缠绕一圈,然后使用两条长约 35cm 的胶布,分别以盲插管外露根部为中心,环绕导管外周,并交叉固定于两侧脸颊部(图 1-25)。

(9)持续观察通气效果。

(10)垫枕头,安装床头档、整理床单位及用物。

(11)向家属及陪护人员交代注意事项。

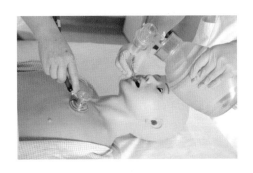

图 1-24　**听诊肺部呼吸音**

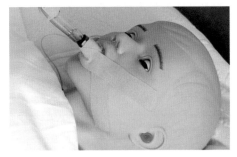

图 1-25　**盲插管固定**

（12）测生命体征及脉搏血氧饱和度。

（13）洗手,做好记录。

五、注意事项

（1）插管时保持盲插管置于口腔正中位,动作轻柔,避免损伤口咽部黏膜。

（2）当患者有尖锐断齿或牙裂时,须避开断裂牙齿,防止划破套囊。

（3）盲插管插入食管时不能吸痰,如需要吸痰时,待病情稳定后更换经口或经鼻气管插管后再行吸痰。

（4）1 号气囊注气 85ml 或 100ml,2 号气囊注气 12ml 或 15ml。通气过程中如有漏气现象,气囊中可再次注入少量气体。

（5）拔出盲插管前须先放尽 2 个气囊中的气体。

（6）禁忌证

1）食管静脉曲张、食管狭窄、食管术后等食管有疾病的患者。

2）误食腐蚀性物质的患者。

3）儿童或身高低于 140cm 者。

第七节　气管切开

一、简介

气管切开术（tracheotomy）是将颈段气管前壁切开,通过切口将适当大小的气管套管置入气管,患者可以直接经气管套管进行自主呼吸或辅助通气,以解除各种原因所致呼吸困难的一种常见手术。

二、适应证

（1）自主排痰能力差,需长期留置人工气道者。

（2）自主呼吸功能丧失或减弱,气管插管拔管困难需长期机械通气者。

三、物品准备

（表1-8）

表1-8　物品明细

物品名称	数量	物品名称	数量
负压吸引装置	1套	0.5％聚维酮碘（碘伏）	1瓶
一次性吸痰管	数根	无菌手套	3～4副
气管切开包	1个	生理盐水250ml	1袋
气管套管（8号）	1个	无菌剪口方纱	数块
气管插管	1个	卷枕（两条浴巾）	1个
丁卡因（或利多卡因）	1支	手消毒液	1瓶
一次性注射器（5ml、10ml）	数个		

四、操作流程

1. 术前准备

（1）环境准备:房间通风及紫外线消毒30min,减少人员流动。

（2）患者准备

1）查对患者姓名、ID号,向患者及家属解释手术必要性,解除患者紧张情绪,使其更好地配合治疗和护理。

2）体位:患者取去枕仰卧位,肩下垫卷枕,保持颈部过伸位,约束双手。

3）监测生命体征及脉搏血氧饱和度,给予吸氧,保持$SpO_2 \geq 95\%$。

4）术前4～6h禁食水。

2. 术中配合

（1）将气囊充气检查是否漏气,确定无误后,将气囊完全放气。

（2）于颈前正中线自甲状软骨下缘至接近胸骨上窝处行切开术。打开气管切开包,操作者进行常规皮肤消毒,铺无菌巾,局部浸润麻醉。

（3）护士备好吸痰管,开启负压,术中协助吸引出血及分泌物。

（4）操作者放入气管套管,拔出管芯,护士协助进行套管内及口鼻腔分泌物的吸引。

（5）气囊充气,接简易呼吸器或呼吸机进行通气,听诊确认导管位置。

（6）固定气管套管,将无菌方纱垫于切口处（图1-26）。

（7）整理用物,交代注意事项。

3. 术后护理

（1）病情观察:持续心电监测,严密观察生命体征及脉搏血氧饱和度的变化,每小时观察一次并做好记录。

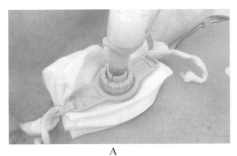
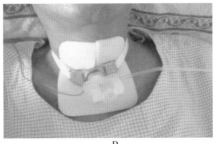

A　　　　　　　　　　　　B

图 1-26　**套管固定与护理**

（2）导管固定：应用两条寸带分别固定在套管两侧（打红领巾结），再将两条寸带相交在颈部一侧打一死结，松紧度以寸带下放入 1 指为宜。气管切口窦道形成后可使用一次性固定带固定，确保松紧度及粘扣粘贴牢固。

（3）体位：患者术后采取头高位，头抬高 10°～15°，头下垫枕，避免头后仰，以降低颈部张力，减少伤口渗血。翻身时，病情允许情况下脱开呼吸机管道，先将患者平移，再将头、颈、脊柱在同一轴线上进行翻身。侧卧角度以 30°～60°为宜，可垫翻身垫，避免 90°卧位。

（4）妥善固定呼吸机管路，防止过度牵拉，导致移位及脱管。

（5）切口护理：观察切口有无出血、分泌物，切口周围皮肤有无红肿。术后第 1 天更换敷料不易过频，渗血浸湿方纱约 3/4 时更换，并记录出血量。术后第 2 天后每天更换 2 次。

（6）气囊护理：术后 24h 内不松气囊，以后每 24h 监测气囊压力一次，保持气囊压力在正常范围内（以测压表绿区为准）。

（7）做好交接班记录，内容包括：套管位置（气囊标线）、气囊压力、寸带松紧度、出血量、纱布更换次数及特殊处理。

五、注意事项

（1）术前评估患者颈围、皮下脂肪、皮肤弹性，如颈部较粗、肥胖者应另备可调节气管套管。

（2）协助患者更换卧位时，保持头、颈及上身在同一水平线上，以免气管套管刺激气管壁引起剧烈咳嗽或发生套管扭曲及脱出。

（3）翻身前后，评估管道位置、寸带松紧度、呼吸机参数、脉搏血氧饱和度等。

（4）寸带与皮肤接触部可垫纱布，潮湿后及时给予更换。

（5）气管切开后密切观察有无出血、皮下气肿、切口感染、套囊漏气及套管扭曲脱出等并发症，如有异常及时报告医师。

第八节　特殊导管应用

一、可吸引冲洗式气管导管

1.简介　可吸引冲洗式气管导管(endotracheal tube)是在导管管腔背侧增加一个附加腔,末端开口于导管背侧套囊上方,此单独附加腔到达声门下间隙时,可通过附加腔的吸引口对声门下间隙分泌物进行简单易行的引流,应用可吸引冲洗式气管导管可有效降低呼吸机相关性肺炎的发生率(图1-27)。

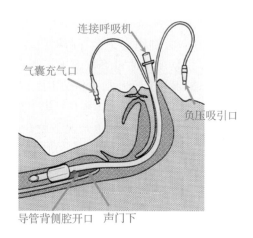

图1-27　**可吸引冲洗式气管导管**

2.目的　清除声门下间隙的分泌物,降低呼吸机相关性肺炎的发生率。

3.物品准备

(表1-9)

表1-9　**物品明细**

物品名称	数量
一次性注射器(10ml)	1个
生理盐水	100ml
负压吸引装置	1套
一次性吸氧管	若干个

4.操作流程

(1)操作者洗手,戴口罩。在治疗室内准备用物。

(2)携用物至患者床旁,查对患者姓名、ID号,并向患者解释操作目的。

(3)患者取平卧位,评估其生命体征、配合程度及气道情况。

(4)注射器吸引:将10ml注射器与吸引口相连接,缓慢抽吸,每2h一次。

(5)负压吸引:将负压吸引表调至100～200mmHg。负压吸引管与导管的吸引口连接,吸出气囊上滞留物。可用专用装置进行声门下分泌物持续吸引。

(6)整理用物,洗手,做好记录。

5.注意事项

(1)防止痰痂堵塞,每4h冲洗吸引导管1次,注射器抽取5ml生理盐水由吸引口注入,并及时吸引。

(2)冲洗前要检查气管导管、气囊的压力,适当增加气囊压至30～35cmH₂O。

(3)若抽取的分泌物极少,有如下可能。

1)声门下的分泌物本身不多。

2)吸引管的头部被分泌物堵塞:可用注射器注入空气推开。

3)分泌物黏稠不易被抽吸:可用注射器注入1～2ml生理盐水稀释,防止痰痂堵塞,冲洗后再接上负压吸引。

二、可调式气管切开套管

1.简介　可调式气管切开套管带有沿导管滑动的固定器,通过移动固定器位置调节导管的插入深度,满足特殊患者的个性化需求。

2.适应证

(1)颈部肥胖患者,即气管切开部位脂肪层较厚,常规导管易脱出患者。

(2)气管软化或气管肉芽肿需紧急处理的患者,利用导管长度,绕过肉芽肿或气管软化部位,以维持患者正常通气。

(3)定期调节固定带及插入管深度避免气管部位长期受压,减少并发症。

3.操作流程

(1)根据患者需求,上下移动固定器调整导管至适宜位置。

(2)协助医师置入可调式气管切开套管。

(3)将固定器旋转拧紧,固定带固定套管。

(4)气囊注气,接呼吸机辅助通气。

(5)监测通气情况,观察是否存在漏气。

(6)向患者及家属宣教注意事项,记录导管刻度。

4.注意事项

(1)密切观察导管刻度、固定器是否旋紧,班班交接,以防移位。

(2)确保气囊标线在恰当位置,以防导管扭曲。

(3)随时监测呼吸机通气状态,观察患者有无憋气、呼吸困难、脉搏血氧饱和度下降等漏气表现。

三、锥形气囊气管导管

1. 简介　具有独特的锥形气囊设计,其直径从近端到远端逐渐减小,气囊的直径和锥形角度能够根据患者不同大小的气管直径进行调节,契合不同气管的直径,从而很好地封闭气道,避免了最小化皱褶和通道的存在。

2. 工作原理

(1)锥形套囊的设计技术相比高容量低压力套囊的桶状设计更能有效地提高气道的封闭性能。与高容量低压力套囊相比,可以减少85%的经套囊产生的误吸。

(2)锥形套囊是将其套囊近端的直径设计成大于正常成人气管的直径。

(3)套囊的直径从近端到远端(靠近肺部)逐渐减小,可以使套囊的直径从近端至远端都契合气管的直径。

(4)锥形的套囊设计使套囊的尺寸在一定程度上正好符合气管的内径。中间部分没有褶皱和漏气通道,确保针对不同形状和大小的气管都有好的封闭效果。

(5)套囊的直径和锥形角度能够根据不同的气管直径进行调节,从而很好地进行封闭。

3. 特点

(1)薄壁:材料只有0.01mm厚,即使不平整的气道表面也能达到低压封闭的效果。Murphy孔可增加安全性,根据患者需求,可上下移动固定器调整导管至适宜位置。

(2)无损伤尖端设计对气道黏膜有更好的保护作用。

(3)高顺应性:低弹性气囊,软硬适度,放气时气囊壁会完全贴附于插管壁从而顺利拔管。

(4)高静息容量:在气道发生变化时会自动调节容量,保证低压效果,气囊静息容量越大,充气时内压升高的量越低。

四、海绵泡沫状气管导管

1. 简介　泡沫状套囊的直径、残留容量和表面积均相当大。套囊内部为聚氯乙烯泡沫,外面覆盖聚氯乙烯表膜。

2. 特点

(1)拔管时可带出套囊上方分泌物。

(2)对气管壁压力小。

(3)无须套囊测压及套囊放气。

(4)泡沫材料的形状可随时间而变化,18～36h后可出现漏气现象。

(5)有造成拔管困难的可能。

气管套管观察表(交接班记录)

日期	时间	套管位置	气囊标线位置	外露长度	气囊压力	寸带松紧度	出血量	纱布更换次数	特殊处理	护士签名
2017-6-28	10:00	正常	9点	3cm	20cmH$_2$O	寸带下1指	少	1次	无	徐琳

第二章

人工气道护理管理

第一节　人工气道湿化

一、简介

人工气道或有创通气时上呼吸道被旁路,失去了对吸入气体的加温、加湿作用,因此必须通过湿化疗法增加吸入呼吸道气体的温湿度,湿润气道黏膜、稀释痰液、保持呼吸道黏膜纤毛系统的正常运动,达到预防支气管痉挛、肺不张及气道阻塞的目的(图2-1)。

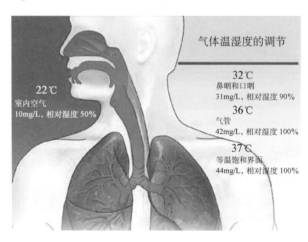

图 2-1　气体温湿度的调节

二、湿化种类

1.加热湿化器(主动湿化)　以物理加热的方法为干燥气体提供恰当的温度和

充分的湿度,主动增加吸入气体的温度及湿度(图 2-2)。

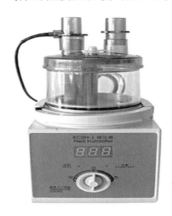

图 2-2　加热湿化器

(1)目标设定:吸入气体在 Y 形接头处温度为 34～41℃;水蒸气的湿度在 33～44mgH$_2$O/L,相对湿度达 100％;气体温度误差在 2℃之内。一般通过湿化器挡位调节来实现。具体见表 2-1。

表 2-1　加热湿化器挡位与温度调节

名称	项目	管路前置短管温度(℃)	湿化罐底盘温度(℃)
挡位	1～4 挡	23～28	45
	5～7 挡	28～34	60
	8、9 挡	＞35	70
指示灯	1 灯亮	25～26	45
	2 灯亮	30～33	60
	3 灯亮	＞37	70

(2)适应证:有创和无创通气均可使用。

(3)禁忌证:对机械通气患者吸入气体进行湿化属于生理替代,无禁忌证。

(4)注意事项

1)使用灭菌注射用水湿化,加热湿化器贮水罐内加水量在水位范围内避免过多过少。

2)应用密闭加水系统,一人一套,每天更换。

3)湿化罐加水过多或者回路内冷凝水积聚过多,均可导致冷凝水回流,成为二次感染源。

4)呼吸回路内的冷凝水作为感染性废物,应按照医院感染控制制度进行处理,倒入 0.05％含氯消毒液容器内,浸泡 30min 后倾倒。

5)加热湿化器同呼吸机管路一起更换消毒,每周1次。

6)温度设置过低或湿化水平低于标准水平、不合理应用可导致湿化不足。

2.温湿交换器(heat and moisture exchanger,HME) 又称人工鼻,是由数层吸水材料及亲水化合物制成的细孔网纱结构的过滤装置(图2-3)。

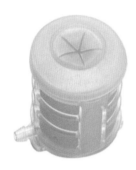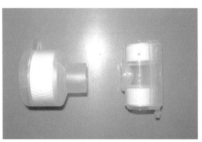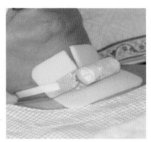

图 2-3 温湿交换器

(1)工作原理:人工鼻作为被动型湿热交换器,在呼气时,相当于体温和饱和湿度的气体进入人工鼻的内侧面凝结,同时释放以蒸汽状态保存的热量,以温热和湿化吸入的气体。吸气时气体经过人工鼻,外部干燥的气体在人工鼻内得到湿化和温热,热量和水分被带入气道内,保证气道获得有效、适当的湿化。人工鼻内气体的温度越高,它提供的湿度水平也越高。

(2)目标设定:绝对湿度≥30mgH$_2$O/L。

(3)适应证:应用于建立人工气道无须机械通气或停机时,更适合于患者的短期(≤96h)治疗和转运过程。

(4)禁忌证

1)有明显血性痰液,痰液过于黏稠且痰量过多的患者。

2)对于潮气量过小或过大的患者,应避免人工鼻的应用。

3)急性呼吸衰竭患者,人工鼻会显著增加分钟通气量、呼吸驱动和呼吸功耗。

4)不主张无创通气患者进行被动湿化。

(5)注意事项

1)人工鼻是一次性应用,不可重复使用。至少可安全使用48h,在没有污染的情况下,最长可应用1周。

2)人工鼻最大交换效率仅能保持呼出气湿度的70%～80%,不能额外提供热量和水分,应防止造成湿化不充分。

3)观察湿化效果,在气管套管连接处形成冷凝水则提示气体相对湿度为100%。

3.雾化吸入 是利用气流或超声波为动力,将湿化液撞击成微细颗粒悬浮于气流中进入呼吸道。根据雾化的温度分为加温雾化和不加温雾化。根据雾化器的类型分为超声雾化、氧气雾化、高频振动雾化及喷射式雾化(图 2-4)。

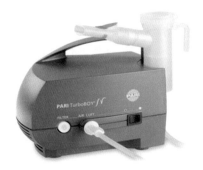

图 2-4　空气压缩泵雾化吸入

(1)适应证:需湿化痰液或需气道内给药治疗的患者。

(2)禁忌证:雾化治疗引起气道痉挛,发生低氧血症的患者。

(3)注意事项

1)雾化时间控制在 10~15min,雾化剂长时间进入终末气道可导致肺不张,血氧分压下降。

2)因加热而降低药效的抗生素等药物不能用加温雾化法。

3)一次性雾化器每周更换一次;超声雾化器的面罩或含嘴为一次性使用,每周更换一次。

4.气道内滴药　是指间断或持续将湿化液滴入人工气道湿化痰液的方法。

(1)适应证:痰液黏稠或形成痰痂的人工气道患者;长时间脱机的患者。

(2)禁忌证:无绝对禁忌证。

(3)操作方法

1)间断气道内滴注法:使用一次性注射器抽取湿化液 3~5ml,脱去针头将湿化液直接沿管壁注入气管内(图 2-5)。

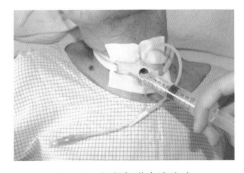

图 2-5　间断气道内滴注法

2)持续气道内滴注法:是指每次进入呼吸道量少,符合气道持续丢失水分的生理需要,使气道处于湿化状态。临床上一般可分为输液器、微量泵和输液泵持续滴入。将输液器针头剪去,将前端软管插入气管插管达 15～18cm,气管切开插入达 5～8cm 并用胶布固定以持续滴入。根据痰液性质及患者耐受情况调整注入速度,通常为 200～300ml/24h,以保证充分湿化稀释痰液(图 2-6)。

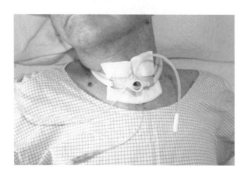

图 2-6 持续气道内滴注法

(4)注意事项

1)湿化液、输液器每 24h 更换 1 次。

2)间断气道内滴注时量不宜过多、次数不宜过频,防止引起患者刺激性咳嗽、憋闷、心率增快、缺氧、血压升高等并发症;同时防止增加细菌感染的机会。

3)湿化液选择:临床最常用的湿化液是灭菌注射用水和 0.9%氯化钠注射液。盐酸氨溴索溶液是一种呼吸道润滑祛痰药,同时具有协同抗生素的作用,可促进呼吸道内黏稠分泌物的排出,改善呼吸状况。

5.高流量湿化治疗仪 是一种内置气流发生器一体式的呼吸湿化治疗仪,可通过操作界面为有自主呼吸的患者输送经过加温湿化的高流量呼吸气体(图 2-7)。

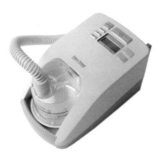

图 2-7 高流量湿化治疗仪

(1)适应证:氧合情况差、痰液黏稠不易咳出的有自主呼吸的患者。

(2)禁忌证:无自主呼吸患者不能使用。

(3)操作方法

1)将治疗仪安装在低于患者头部高度的支架杆安装托盘上,打开呼吸管和水罐套件。

2)向上拉水罐上的拉环取下蓝色端口盖,接着取下固定进水管的托架;将所提供的接头装在水罐的垂直端口上并用力按紧,然后将进水管卡入到位。

3)压下护手板,将水罐滑入治疗机,注意与蓝色水罐端口末端对齐,将水罐推到位,直至护手板弹回原位。

4)将湿化器挂在治疗仪上方20cm处的挂钩上,将进水管的针头插入无菌注射用水,水罐将按所需的水位自动加水,并维持该水位。

5)加热呼吸管的一端有一蓝色的塑料卡套,往上拉起卡套,将连接头连接治疗仪接口,将卡套向下推,锁住连接头(图2-8)。

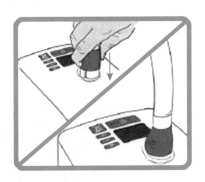

图2-8 连接塑料卡套

6)将电源线的一端接头固定在治疗仪的背面,将另一端电源线插入主电源,按压开/关按钮,开启治疗仪。

7)检查消毒状态:绿色指示灯亮表示治疗仪可安全地用于新患者,黄色指示灯亮提示上次使用后未经过清洁和消毒,不能提供给新患者安全使用。

8)治疗仪将开始预热,操作者将看到表示当前露点温度、流量和氧浓度的数字,这些数字在达到目标设置前将持续跳动。

9)设定目标值:按压"模式"按钮,选定要更改设置的项目(图2-9)。

a.同时按住向上和向下按钮3s以"解锁"设置。

b.设置温度,按向上和向下按钮以选择新设置。

c.完成操作后,按"模式"按钮以再次锁定设置。

d.再次按压"模式"按钮,设置目标流量,如上法调整。

e.将氧源的输出端连接到治疗仪背面的氧气入口,确保氧气管牢牢连接在该

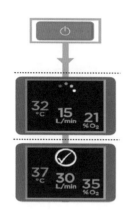
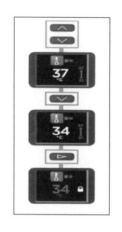
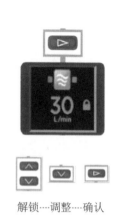

解锁····调整····确认

图 2-9　设定模式参数

接口上。

10)将外接氧气连接至与治疗仪相连的氧气流量表上,调整氧气流量表旋钮以调整氧流量,治疗仪屏幕将显示当前氧浓度。等到屏幕上显示就绪使用符号"√"时,表示机器开始工作(图 2-10)。

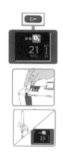
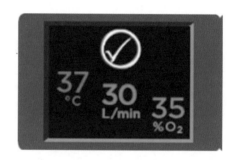

图 2-10　设定模式参数

(4)注意事项

1)治疗仪可设定三种露点温度:37℃、34℃及31℃(仅限面罩)。

2)加热呼吸管出现穿孔、破裂、弯折类的损坏时不可再用。

3)不要堵塞流经治疗仪和呼吸管的气流。

4)检查水是否流入水罐并保持在水位线以下,如果水位高出水位线,应立即更换水罐。

5)使用中的水罐、加热盘及呼吸管内呼出的气体均有一定热度,需防止烫伤。

6)勿堵塞治疗仪上的排气孔或将其放置于床铺、沙发等易堵塞过滤口的柔软表面上,防止棉絮、毛发等进入排气孔。

7)患者界面每周更换一次,所有呼吸管及水罐套件每2周更换一次,空气过滤片每3个月更换一次。

三、湿化效果的判断标准

湿化效果的判断标准表2-2。

表2-2　湿化效果的判断标准

湿化效果	痰液黏稠度	吸引管	肺部听诊	患者临床表现
湿化过度	Ⅰ度(稀痰):如米汤或泡沫样	吸引频繁,导管内壁上无痰液滞留	痰鸣音多、闻及水浊音	烦躁不安,发绀加重
湿化满意	Ⅱ度(中度黏痰):较Ⅰ度黏稠	顺利通过,导管内壁有少量痰液易被冲净	无干鸣音	呼吸通畅,患者安静
湿化不足	Ⅲ度(重度黏痰):黏稠,呈黄色	吸引困难,导管内壁上滞留大量痰液不易被冲净	干鸣音	呼吸困难,发绀加重

第二节　人工气道痰液清除

一、简介

人工气道痰液清除是指经人工气道将呼吸道分泌物吸出,保持呼吸道通畅,预防吸入性肺炎、肺不张、窒息等并发症的一种方法。吸痰方式分为开放式和密闭式两种。

二、痰液清除方法

1. 开放式吸痰

(1)物品准备:(表2-3)如图2-11所示。

表2-3　物品明细

物品名称	数量	物品名称	数量
一次性注射器(10ml)	1个	一次性吸痰管	数根
无菌生理盐水	1袋	负压吸引装置	1套
灭菌注射用水	1瓶	手消毒液	1瓶
听诊器	1套		

（2）操作步骤

1）操作者洗手，戴口罩。

2）查对患者姓名、ID号，向患者及家属解释操作目的，解除患者紧张情绪。

3）评估吸痰指征：观察脉搏血氧饱和度及呼吸情况。胸部听诊，判断是否需要吸痰及痰潴留的位置。

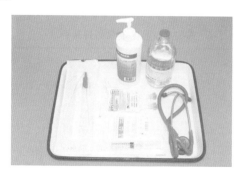

图 2-11　物品准备

4）评价痰液黏稠度，必要时给予气道内滴入生理盐水湿化；吸痰前给予加大吸氧浓度或呼吸机送入纯氧2min。

5）打开负压吸引器调节阀（图2-12），调节负压至150～300mmHg。

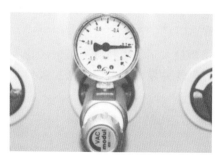

图 2-12　调节负压

6）打开吸痰管包装，取出一次性手套戴于右手，取出吸痰管，缠绕于右手掌。

7）左手取负压吸引接头与吸痰管连接，右手持吸痰管从气道内边吸引边插入至导管口下端，向上提拉吸痰管边吸引边退出。吸痰完毕将吸痰管盘曲于右手，分离吸引接头，反折手套包裹吸痰管，弃于医疗垃圾桶内（图2-13）。

8）冲洗吸引管道，关闭负压吸引器。

9）再次给纯氧2min，判断吸痰效果，观察患者呼吸情况及脉搏血氧饱和度。

10）整理用物，洗手。记录痰液性状及量。

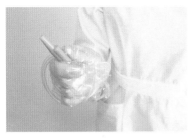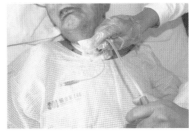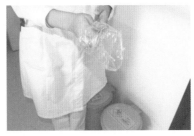

图 2-13　**吸痰操作**

2.密闭式吸痰

(1)物品准备:(表 2-4)如图 2-14、图 2-15 所示。

表 2-4　**物品明细**

物品名称	数量	物品名称	数量
密闭式吸痰管	1 套	呼吸器或呼吸机	1 台
湿化液	1 支	负压吸引装置	1 套
无菌手套	1 副	手消毒液	1 瓶
听诊器	1 套		

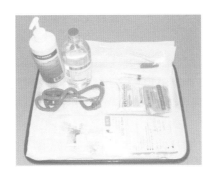

图 2-14　**物品准备**

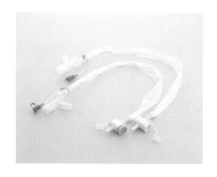

图 2-15 密闭式吸痰管

（2）操作步骤

1）操作者洗手、戴口罩。在治疗室内准备用物，检查物品有效期。

2）携用物至患者床旁，查对患者姓名、ID号，向患者解释操作目的。协助患者取舒适卧位，并评估其气道情况及吸痰时机。

3）戴手套，取出密闭式吸痰管，检查有无破损、漏气。将三通管组一端连接呼吸机或人工鼻，另一端连接人工气道（图2-16）。检查湿化液注入口的盖帽是否盖紧，以防漏气。

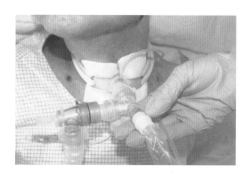

图 2-16 连接人工气道

4）吸痰前提高吸氧浓度（呼吸机智能吸痰或吸100％纯氧2min）。

5）将密闭式吸痰管与负压吸引管连接。打开负压吸引器调节阀，调节负压至150～300mmHg。一手扶持密闭式吸痰管端口外，另一手将吸痰管缓慢插入人工气道至所需深度。

6）按压吸痰管负压控制阀，边吸引边向上提拉，直至吸痰管保护膜完全伸展为止（图2-17）。

7）清除残余痰液：连接湿化液注射器于注入口，边推注边吸引，直至冲洗干净

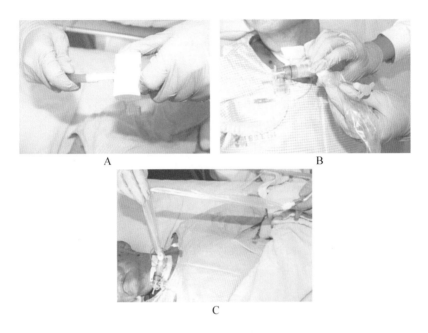

A　　　　　　　　　　　B

C

图 2-17　**吸痰操作**

并将液体完全吸出。

8)分离密闭式吸痰管与负压吸引管,旋转并盖紧连接口保护帽(图 2-18)。

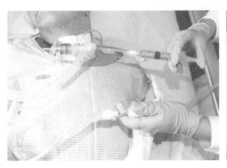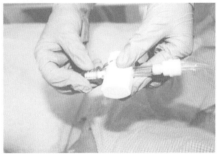

图 2-18　**残余痰液的清除**

9)再次给纯氧 2min,判断吸痰效果,观察患者呼吸情况及脉搏血氧饱和度。

10)整理用物,洗手。记录痰液性状及量。

(3)注意事项

1)适时按需吸痰,观察判断吸痰指征:①站在床头听到患者痰鸣音;②气道压明显升高;③患者与呼吸机抵抗,咳嗽,听诊有痰鸣音;④脉搏血氧饱和度下降。

2)每次吸痰不超过 15s,吸痰前后给予患者 100% 的纯氧 2min,以提高患者的血氧饱和度(SpO_2),避免吸痰时发生严重低氧血症。

3)吸痰过程中注意无菌操作。

4)吸痰动作轻柔,以免损伤气道黏膜或诱发支气管痉挛。

5)评估吸痰管插入是否顺利,遇到阻力时应警惕导管阻塞,及时给予处理。

6)吸痰前应检查吸痰装置性能是否良好。

7)吸痰过程中注意观察生命体征变化和痰液的性质及量等。

3.咳痰机应用

(1)简介:咳痰机运用 MI-E 即正负压交换引流的工作原理,模拟自然咳嗽生理过程,经气道应用一定正压和流量的限气流,使气流达到患者的肺叶深部,从而松动各级支气管的异常分泌物,同时形成足够的胸腔压,这种压差在一定负压气流的作用下,使肺部形成一个高速的气流将异常的分泌物或痰栓痰块排出,完成一个模拟咳嗽的生理过程(图 2-19)。

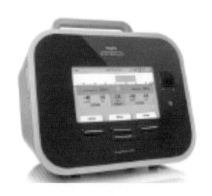

图 2-19　咳痰机

(2)特点

1)轻巧便携、操作简单方便。

2)安全、无创、舒适的吸痰代替治疗。

3)灵活设置压力、时间、模式,自动工作,高效快捷。

4)适用于面罩、口咬器、气管插管、气管套管、喉罩等进行治疗。

5)多种型号可选,广泛适用于各类患者。

(3)适应证

1)支气管扩张、重症肌无力、肌肉萎缩、脊髓灰质炎、肌萎缩侧索硬化、运动神经元病(MND)等患者。

2)呼吸机依赖患者。

3)气管切开术后患者。

4)慢性支气管炎、囊性纤维化病变、新生儿及老年肺炎、慢性阻塞性肺气肿(COPD)等患者。

(4)操作步骤

1)患者不受体位限制,以舒适为宜。

2)打开电源开关,选择吸气流速,即低吸气流速(3.3L/s)或高吸气流速(10L/s)(第一次使用的患者,第一个回合选择低吸气流速,让患者适应一下,第二个回合可改为高吸气流速)。

3)调整模式选择开关至手动挡"MANUAL"。使用纱布堵住管路患者端。

4)将手动调节钮推至呼气相(左边),观察压力表并同时调节呼气负压。切换手动调节钮至吸气相(右边)。设定时间,如吸气时间、呼气时间、停顿时间;吸呼气之间的停顿休息有助于避免过度换气(图 2-20)。

5)设置好后与患者连接,调整模式至自动挡"AUTO"。

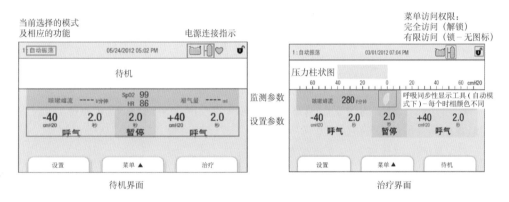

图 2-20　咳痰机设置界面

6)一般重复循环 4～6 次,休息 20～30s 后,再重复上述操作 4～6 次。

7)为患者进行常规吸痰。

8)关机,整理用物。

(5)注意事项

1)咳痰机参数:正压 5～60 cmH$_2$O 可调;负压 -60～-5cmH$_2$O 可调;最大呼气流速为 10 L/s;模式:自动和手动;吸气时间、呼气时间、停顿时间:0～5s;重量:自动 24 磅(1 磅=0.45kg)。

2)设置:根据患者个体差异寻找到一个既使其感到舒适又对其有效的设置参数非常重要,吸气压的设定目标是使患者的肺部得到充分的扩张;呼气压(负压)的设定目标是产生一个足够的咳嗽峰流速。每个患者的设置值可能都不一样。一般从较低的压力开始设置(10～15cmH$_2$O),压力调整逐步升高到治疗压力。临床研究显示,要达到有效的咳嗽峰流速,咳痰机的负压往往需要达到 -40cmH$_2$O。

3）可能的话在呼气相可以加以人工辅助。

4）治疗周期的频率应根据患者具体情况而定。

5）最好在餐前与入睡前半小时进行。

6）治疗过程中，患者如出现脉搏血氧饱和度下降＜90％，心率增快＞20 次/分，应立即停止，并给予给氧，待患者平稳后，方可继续。

（6）清洁与保养

1）连接回路（图 2-21）

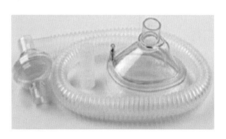

图 2-21　连接回路

a. 遵循当地一次性管路处理规定。

b. 可用以下清洁剂为管路消毒：中性洗涤剂或清水清洗，70％异丙醇，10％含氯消毒液。

注：不可使用环氧乙烷或高温蒸汽消毒。

2）过滤棉（图 2-22）

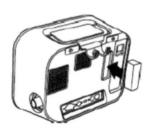

图 2-22　过滤棉

a. 每 2 周至少清洁一次。

b. 每 6 个月更换一次。

3）细菌过滤器（图 2-23）

a. 专人专用。

b. 若内膜变黄或被痰液堵塞，应立即更换。

c. 可用医院内通用细菌过滤器替换。

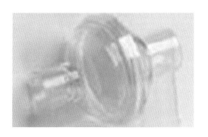

图 2-23 细菌过滤器

注:不可清洗。

4.振肺排痰仪(图 2-24)

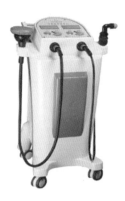

图 2-24 振肺排痰仪

(1)目的

1)促进痰液排出,保持呼吸道通畅。

2)有助于预防和控制肺部炎症。

(2)物品准备(表 2-5)

表 2-5 物品明细

物品名称	数量	物品名称	数量
振肺排痰仪	1 台	纸巾	1 包
漱口杯	1 个	一次性垫巾	1 块
痰杯	1 个	吸痰物品(必要时)	1 套

(3)操作步骤

1)查对医嘱。操作者洗手、戴口罩。

2)推振肺排痰仪至患者床旁,查对患者姓名,并向其解释操作目的,以取得配合。

3)协助患者取坐位或侧卧位,将病变部位置于最高处。

4)检查振肺排痰仪,确保电气和医疗安全后,按开机按钮开机。根据患者耐受度选择叩击头(左侧为叩击头,右侧为轻柔头)。

5)取下一侧治疗头,按"MANUAL"键,设定时间为5min(5min为一周期,可重复进行)。

6)依患者耐受程度选择适宜的振动频率,一般为600~1300r/min,振动频率由低到高呈渐强式。

7)将叩击头贴靠患者背部,方向从肺底由外向内、由下向上。

8)治疗中密切观察患者的心率、脉搏血氧饱和度变化及自觉症状。

9)指导患者有效咳嗽,协助排痰、漱口。治疗结束,整理用物。

(4)注意事项

1)根据患者耐受情况选择频率和治疗时间,基本治疗频率为20~35Hz;使用叩击接合器治疗时,频率不能超过35Hz,每天2~4次。

2)治疗期间严密观察患者生命体征,如有变化及不适出现,应停止治疗并通知医师。

3)可在每次治疗前10~20min行雾化吸入治疗,以提高排痰效果。

4)治疗时间应安排在餐后2h进行,防止患者发生恶心、呕吐。

5)为避免交叉感染,应使用一次性叩击头罩。

5.呼吸道清除系统仪(图2-25)

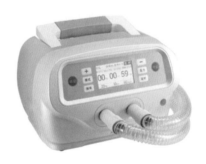

图2-25　呼吸道清除系统仪

(1)目的

1)清除肺部分泌物。

2)保持呼吸道通畅。

3)预防肺部并发症。

(2)物品准备

物品名称	数量	物品名称	数量
呼吸道清除系统仪	1台	必要时备水杯、痰杯、纸巾等	若干

（3）操作步骤

1）协助患者取舒适卧位，穿上治疗背心（图2-26），背心内可穿一单衣。

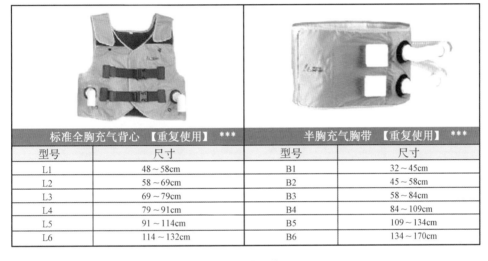

标准全胸充气背心 【重复使用】***		半胸充气胸带 【重复使用】***	
型号	尺寸	型号	尺寸
L1	48～58cm	B1	32～45cm
L2	58～69cm	B2	45～58cm
L3	69～79cm	B3	58～84cm
L4	79～91cm	B4	84～109cm
L5	91～114cm	B5	109～134cm
L6	114～132cm	B6	134～170cm

图 2-26　**背心介绍**

2）背板固定板带由后向前固定背心，调整肩带，使患者舒适。

3）将管路两端分别连接于发生器和背心上。

4）按下开启钮"ON"，使背心充气。

5）根据需要调节频率（使用左侧的上下箭头调节）、压力（使用中间的上下箭头调节）及治疗时间（使用右侧的上下箭头）。

6）按下"ON"，开始振动，如需停止振动，再按压一次"ON"。

7）再次按"ON"，继续进行治疗，如10min内未恢复治疗，发生器会停止操作。

8）可随时按下关闭钮"Off"停止治疗并终止脉冲过程，此时背心排气，并且显示："治疗未完成-剩余_分钟"的字样。

9）治疗结束后，发生器自动关闭，从管路出口处断开管路，从粘扣固定部位松开背板固定带，沿着患者头部取下背心。

10）协助患者咳嗽排痰并整理用物。

（4）注意事项

1）根据患者耐受程度调节振动频率，一般从较低频率开始逐渐递增。

2）治疗过程中应密切观察患者病情变化。

3）通过咳嗽、深呼吸的方式清除气道分泌物。

4)常用治疗时间为 10～30min。

5)妥善保管仪器,特别是两个连接管道应妥善放置,以防摔裂。

第三节　人工气道气囊管理

一、简介

气管导管外壁带有一个气囊装置,通过充气达到封闭气道、实施机械通气的目的,同时有防止口腔上呼吸道内分泌物、胃内容物误入气道及辅助固定导管的作用。临床上采取合理充、放气方法及监控气囊压力是否在正常范围,可有效预防人工气道相关并发症发生(图 2-27)。

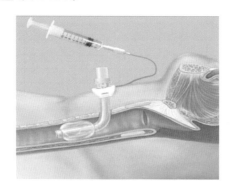

图 2-27　**气囊压力检查管理**

二、气囊注气技术

1.气囊放气充气法　气囊放气充气的最小闭合技术法

(1)目的

1)监测气囊压,预防气道黏膜缺血、坏死及气管食管瘘的发生。

2)封闭气道,预防人工气道相关并发症。

3)有效清除气囊上滞留物,预防呼吸机相关肺炎。

(2)物品准备:(表 2-6)如图 2-28 所示。

表 2-6　**物品明细**

物品名称	数量	物品名称	数量
听诊器	1个	一次性注射器(10ml)	1个
一次性注射器(1ml)	1个	手消毒液	1瓶
一次性吸痰管	数根		

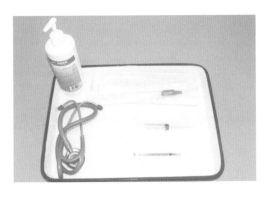

图 2-28 **气囊充气物品**

（3）操作流程

1）操作者洗手、戴口罩。在治疗室内准备用物。

2）携用物至患者床旁，查对患者姓名、ID号，并向患者解释操作目的。

3）患者取平卧位，评估其生命体征、配合程度及气道情况。给予患者吸入100%纯氧2min。

4）导管内吸痰，口鼻腔及气囊上分泌物吸引。

5）放气：双人配合，一人用注射器抽出气囊内的气体，同时另一人从气管套管内吸痰（图2-29）。

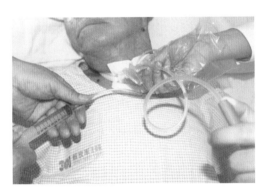

图 2-29 **气囊放气**

6）充气：双人配合，一人将听诊器置于气管处，另一人向气囊内注气，直到气管周围完全听不到气流声。逐渐从气囊抽气，每次抽0.5ml，直到呼吸机送气末可以重新听到少量的气流逸出，然后再注入0.2～0.5ml气体（图2-30）。

7）再次给予患者吸入100%纯氧2min。

8）评估患者生命体征及呼吸机参数。

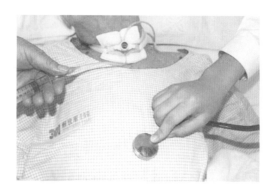

图 2-30　气囊充气

9)使用气囊压力表测量气囊压力(图 2-31)。

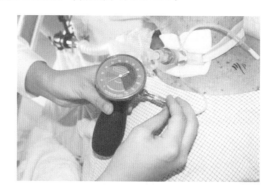

图 2-31　测定气囊压力

10)整理用物,洗手,做好记录。

(4)注意事项

1)气囊应根据需要量进行充气,因个体差异,气囊充气量也应不同。

2)双人操作需要默契配合,有效清除气囊上分泌物。

2.气囊压力表放气——充气法

(1)目的:封闭气道,合理控制气囊压,预防人工气道相关并发症。

(2)物品准备(表 2-7)(图 2-32)

表 2-7　物品明细

物品名称	数量	物品名称	数量
一次性吸痰管	数根	一次性注射器(10ml)	1个
气囊压力表	1个	手消毒液	1瓶

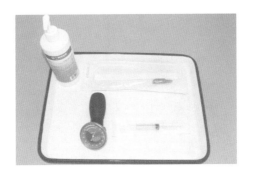

图 2-32 物品准备

（3）操作流程

1）操作者洗手、戴口罩。在治疗室内准备用物。

2）携用物至患者床旁，查对患者姓名、ID 号，并向患者解释操作目的。

3）患者取平卧位，评估其生命体征、配合程度及气道情况。

4）患者平静状态下，将气囊压力表与气囊注气口连接。

5）导管内吸痰，口鼻腔及气囊上分泌物吸引。

6）放气：双人配合，一人按压气囊压力表侧方红色按钮放气，压力指针数据至零点，同时另一人从气管套管内吸痰（图 2-33）。

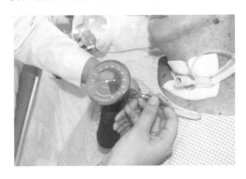

图 2-33 气囊放气

7）充气：轻挤气囊压力表充气柄进行充气，直至听不到漏气声，压力指针在正常值范围（绿区），继续充气 $4\sim6cmH_2O$，补充压力表充气囊容量（脱开后的泄漏量）（图 2-34）。

8）将气囊压力表与注气口快速分离。

9）评估患者生命体征及呼吸机参数。

10）整理用物，洗手。记录充气压力。

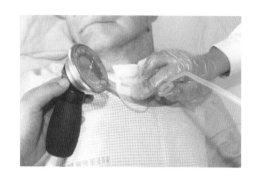

图 2-34 气囊充气

（4）注意事项

1）气囊应根据需要量进行充气,因个体差异,气囊需要量也就不同。

2）确保气囊压力在正常范围,预防气压伤的发生。

3）操作后观察患者生命体征及呼吸机参数变化。

三、气囊压力的测定

1. 目的 保持气囊压在正常范围,防止过度充气或充气不足,减少人工气道并发症的发生。

2. 物品准备（图 2-35）

物品名称	数量	物品名称	数量
气囊压力表	1个	一次性注射器（10ml）	1个

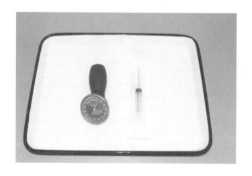

图 2-35 气囊压力测定物品

3. 操作流程

（1）操作者洗手、戴口罩。在治疗室内准备用物。

（2）携用物至患者床旁,查对患者姓名、ID号,并向患者解释操作目的。

（3）患者取平卧位，评估其生命体征、配合程度及气道情况。

（4）患者平静状态下，将气囊压力表与气囊注气口连接，读出指针示数（图 2-36）。

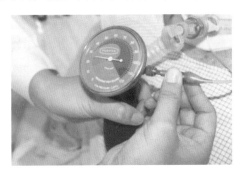

图 2-36 **读取气囊压力**

（5）再次评估患者生命体征及有无漏气。

（6）整理用物，洗手。

（7）记录充气压力及患者情况。

4．注意事项

（1）测压后继续充气 $4\sim6cmH_2O$，补充压力表充气囊容量（脱开后的泄漏量）。

（2）测压前先清除气道分泌物，二人松气囊后再行气囊压力测定。

（3）气囊压力监测需每天测定 $1\sim2$ 次，并密切观察机械通气患者的气道峰值、潮气量情况，随时监测发现漏气，及时处理。

（4）气管插管与气管切开气囊测量压力的方法相同。

第四节 造口护理

一、简介

气管切开后，由于呼吸道分泌物等原因污染切口，往往引起切口处感染。为防止气管切口感染，临床上切口换药时常用无菌纱布敷料覆盖切口。

二、物品准备（图 2-37）

（表 2-8）

表 2-8 **物品明细**

物品名称	数量	物品名称	数量
换药包	1 套	碘棉签	2 包
无菌剪口方纱	1 包	手消毒液	1 瓶

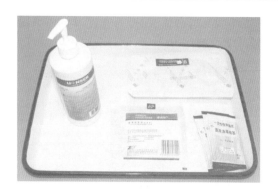

图 2-37　造口护理物品

三、操作流程

（1）操作者洗手、戴口罩，查对医嘱。

（2）检查物品有效期，携用物至床旁。

（3）查对患者姓名、ID 号，向患者解释操作目的，以取得合作。

（4）取出黄色医用垃圾袋并打开。

（5）打开无菌换药包（图 2-38），准备剪口方纱，用无菌镊摆放物品，戴手套。

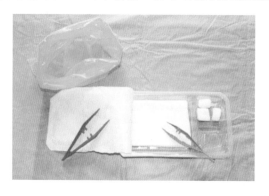

图 2-38　打开无菌换药包

（6）用无菌镊去除旧敷料，弃于黄色医用垃圾袋内。

（7）观察评估切口周围皮肤有无红肿、分泌物，套管位置及固定是否牢固等（图 2-39）。

（8）消毒：取碘棉签沿套管环形消毒切口一圈（一根棉签消毒切口上半圈，一根棉签消毒切口下半圈）；消毒切口周围皮肤（图 2-40），由内向外扇形消毒，其消毒顺序：对侧固定翼下皮肤（第3根）→切口上缘（第4根）→近侧固定翼下皮肤（第5

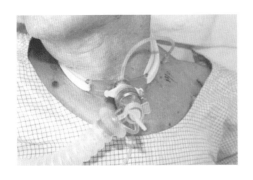

图 2-39　**评估皮肤情况**

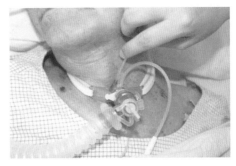

图 2-40　**消毒皮肤**

根)→切口下缘(第 6 根)。消毒范围:下缘距切口 10cm,上、左、右缘距切口 5cm,皮肤消毒面积大于切口纱布面积。

(9)放置无菌剪口纱布:右手持一新无菌镊夹取无菌剪口方纱,将剪口方纱放在气管切口下缘,用镊子提拉固定带,将剪口方纱平整覆盖于气管切口处(图 2-41)。

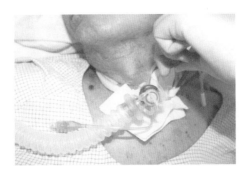

图 2-41　**更换剪口方纱**

(10)整理用物,洗手。

(11)记录患者情况。

四、切口观察

1.术后出血　术后 24h 内应密切观察切口出血情况。若少量渗血,则剪口方纱更换不宜太频繁,防止因频繁更换纱布致切口牵拉引起二次出血。如颜色鲜红说明有活动性出血,量少时可密切观察,若大量出血,应立即通知医师迅速进行处置。

2.术后感染　是指气管切开术后切口及其周围组织或器官发生的感染,主要是手术时因消毒不严或痰液污染手术切口所致。其主要表现为切口有脓性分泌物渗出,局部皮肤红肿,可伴有不同程度的局部疼痛和发热。若出现术后感染,应严格执行无菌操作,加强换药护理,必要时遵医嘱应用抗生素治疗。

3.观察分泌物的颜色 与切开前痰液量进行对比,密切观察病情变化。

五、新型材料应用

泡沫敷料是近年来临床应用效果较好的新型材料,与传统敷料相比,能更好地控制和吸收创面渗液,减少浸渍,保护造口周围的易损皮肤及无菌环境,从而减少感染的发生,促进造口愈合。

泡沫敷料的优点为以下几点:

(1)吸收渗液后仍能服帖于造口表面,每天更换1次敷料即可。

(2)可用于提供良好的湿性愈合环境。

(3)不会与创面粘连,减轻了患者痛苦,也减少了对患者气道的刺激。

(4)一次性成形材料,裁剪后表面光滑,不刺激皮肤。

六、注意事项

(1)伤口换药动作应轻柔。

(2)严格执行无菌操作。

(3)根据伤口分泌物的多少增减换药次数,通常情况下每天2次,如有污染应随时更换。

(4)发现皮肤有红肿、分泌物性状改变等情况时应及时报告医师,给予及时处理。

(5)为防止患者污染气管套管系带,通常也要经常更换系带,更换时要严格执行无菌操作,注意系带的松紧适宜,要使患者颈部前屈,额部与胸壁接触时,系带松紧适宜,能容一横指即可。

第五节　更换气管套管

一、简介

通过气管切开术留置气管套管,在临床上是一种应用较普遍的诊疗技术。目前所使用的气管套管多为一次性的硅胶材质,因气囊破损、套管老化及细菌污染等,需要定期给予更换。

二、适应证

(1)气管套管使用≥3个月。

(2)气囊漏气、破损,气管套管污染老化。

（3）套管内痰痂形成。

（4）肉芽组织增生完全或部分堵塞气管套管口。

（5）气管套管移位或脱出。

三、物品准备

更换气管套管的物品准备（表 2-9）如图 2-42 所示。

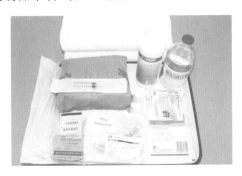

图 2-42　**物品准备**

表 2-9　**物品明细**

物品名称	数量	物品名称	数量
负压吸引装置	1 套	聚维酮碘（碘伏）棉签	数包
一次性吸痰管	数根	无菌手套	2 副
气管护理包	1 个	一次性注射器（10ml）	1 个
气管套管	2 个	生理盐水（250ml）	1 袋
固定带	1 根	卷枕（两条浴巾）	1 个
润滑剂	1 支	手消毒液	1 瓶
无菌剪口方纱	数块		

四、操作流程

（1）查对患者姓名、ID 号，向患者及家属解释操作目的，以解除患者紧张情绪。

（2）协助患者取仰卧位，肩下垫卷枕，保持患者颈部过伸位，并约束其双手。

（3）操作者戴口罩、手套。

（4）气囊充气并放入生理盐水中监测是否存在漏气，无误后抽空气囊，润滑气管套管。

（5）应用呼吸机的患者给予纯氧 2min，未使用呼吸机的患者给予高流量吸氧 2min，吸净患者气管套管内及口鼻腔内的分泌物。

(6)移去造瘘口敷料,消毒造瘘口皮肤后剪开寸带(图 2-43),应用双人松气囊法进行松气囊、吸痰。

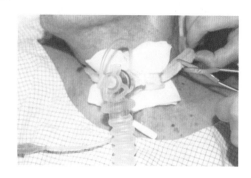

图 2-43　剪开寸带

(7)对于敏感患者可喷少许丁卡因,以降低患者对刺激的反应程度。待患者呼吸平稳后,操作者迅速取出气管套管,沿窦道插入新套管,取出管芯。

(8)立即给予气囊充气,接简易呼吸器或呼吸机进行通气,听诊双肺呼吸音,判断气管套管位置是否正确。

(9)固定带固定气管套管,给予吸氧或按需接呼吸机辅助通气。

(10)垫枕头,抬高床头,整理用物及床单位。

(11)向患者及家属交代注意事项,洗手并做好记录。

五、注意事项

(1)患者术前 4～6h 禁食水。

(2)操作过程应动作轻柔,更换套管前后给予患者纯氧吸入。

(3)清醒患者与患者沟通,取得配合,注意心理护理。

(4)更换气管套管过程中,严密观察患者神志、面色、生命体征及脉搏血氧饱和度变化。

(5)更换套管后观察有无漏气、扭曲、脱出等并发症,如有异常及时处理。

(6)若留置胃管者需紧急更换气管套管时,必须先经胃管抽空胃内容物,以免发生胃内物反流造成误吸。

附　气管插管护理任务清单

附表1 口咽通气管放置技术考核表

项目	分值	技术操作要求及评分					
操作前准备	10分	着装、仪表、举止符合要求	5				
		备齐物品、型号适宜、洗手、落实查对	3				
		环境整洁、舒适、安全	2				
评估	15分	向患者解释沟通、语言内容适当、态度真诚	5				
		评估患者一般情况、病情、生命体征	5				
		评估患者口腔状况、咳嗽反射	5				
操作过程	60分	用物至床旁放置合理	3				
		协助患者取正确体位	5				
		开放患者气道方法正确	5				
		口咽通气管插入口腔方向、手法正确	8				
		口咽通气管旋转方法正确	5				
		口咽通气管到达合适的位置	8				
		观察口咽通气管是否通畅方法正确	5				
		观察胸壁运动幅度和听诊方法正确	5				
		观察患者口腔方法正确	5				
		固定口咽通气管方法正确	5				
		患者体位舒适,床单位整洁	3				
		整理用物,洗手,记录	3				
评价	15分	操作熟练、动作轻柔	5				
		操作过程注意保护患者安全	5				
		操作过程注意和患者的沟通	5				
提 问							
完成时间							
总 分							

附表2 喉罩通气管放置技术考核表

项目	分值	技术操作要求及评分					
操作前准备	10分	着装、仪表、举止符合要求	5				
		备齐物品、型号适宜、洗手、落实查对	3				
		环境整洁、舒适、安全	2				
评估	15分	向患者解释沟通、语言内容适当、态度真诚	5				
		评估患者一般情况、病情、生命体征	5				
		评估患者口腔状况、咳嗽反射	5				
操作过程	60分	携用物至床旁放置合理	3				
		协助患者取正确体位	5				
		开放患者气道方法正确	5				
		喉罩经口腔插入方向、手法正确	8				
		喉罩到达合适的位置	8				
		喉罩置入后充气方法正确	5				
		观察喉罩是否通畅方法正确	5				
		观察胸壁运动幅度和听诊方法正确	5				
		观察患者口腔及咽喉腔方法正确	5				
		固定喉罩方法正确妥善	5				
		患者体位舒适,床单位整洁	3				
		整理用物,洗手,记录	3				
评价	15分	操作熟练、动作轻柔	5				
		操作过程注意保护患者安全	5				
		操作过程注意和患者的沟通	5				
提　　问							
完成时间							
总　　分							

附表 3　盲插管放置技术考核表

项目	分值	技术操作要求及评分					
操作前准备	10 分	着装、仪表、举止符合要求	5				
		物品准备齐全	3				
		环境整洁、舒适、安全	2				
评估	10 分	评估患者一般情况、病情、生命体征	5				
		评估患者口腔状况、咳嗽反射	5				
操作过程	70 分	检查盲插管,进行气囊充气测试	5				
		去枕平卧位、头偏一侧、清理呼吸道,头后仰,头颈部置于正中位置	8				
		去床头,润滑盲插管	5				
		术者站患者头侧,一手打开口腔	6				
		另一手持盲插管,经口腔沿咽部生理弯曲缓缓插入	8				
		保持导管居中位置,插入至环型标志刻度位于上下门齿之间	8				
		气囊充气:1 号气囊充气 85ml 或 100ml;2 号气囊充气 12ml 或 15ml	6				
		呼吸机或简易呼吸器接 1 号管试通气,听诊肺部有呼吸音以证实通气有效	8				
		如听诊肺部无呼吸音而胃部听到吹气音时,将呼吸机或简易呼吸器接 2 号管试通气,听诊肺部呼吸音以证实通气有效	5				
		如听诊肺部、胃部均无声音时,1 号气囊放气,将导管向外拔出 2～3cm,1 号气囊重新充气,再接 1 号管试通气,听诊肺部呼吸音以证实通气有效	5				
		固定插管	3				
		整理床单位,整理用物	3				
评价	10 分	操作熟练、动作轻柔	5				
		操作过程注意保护患者安全	5				
提　问							
完成时间							
总　分							

第三章

辅助通气管理

辅助通气是指利用辅助装置来代替、控制或改变自主呼吸运动的一种通气方式,分为人工辅助通气和机械辅助通气两种。人工辅助通气包括口对口人工呼吸、简易呼吸器、气囊面罩通气;机械辅助通气包括无创及有创呼吸机辅助通气。

第一节　简易呼吸器

一、简介

简易呼吸器又称复苏球,即为空气-面罩-球囊套件(AMBU),用于心肺复苏及需人工呼吸急救的患者,尤其适用于窒息、呼吸困难或需要提高供氧量的患者。其具有使用方便、痛苦轻、并发症少、便于携带、有无氧源均可立即通气的特点(图3-1)。

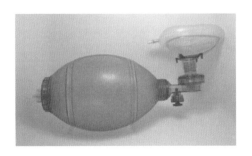

图 3-1　简易呼吸器

二、适应证

(1)心肺复苏。

(2)各种原因所致的呼吸抑制。

（3）临时替代呼吸机。

三、构成

简易呼吸器由面罩、单向阀、球体、储氧袋、氧气导管等组成。

四、工作原理

挤压球体产生正压，将进气阀关闭，压力持续增大，球体内部气体强制性推动鸭嘴阀打开，球体内气体即由鸭嘴阀中心切口送向患者；松开被挤压的球体，鸭嘴阀即刻向上推，处于闭合状态，呼出气体由面罩出气口放出；同时球体松开所产生的负压，将进气阀打开，储气袋内氧气送入球体，直到球体完全回复挤压前的状态。

五、操作方法

（1）快速判断病情，评估患者意识、呼吸及颈动脉搏动情况。

（2）操作者戴口罩、手套，迅速掀开被子。

（3）将患者去枕平卧，头偏向一侧，清理呼吸道。

（4）充分开放气道：操作者立于床头，保持患者头颈部居正中，用压额抬颌或双颊抬举法使患者头后仰，充分开放气道。

（5）迅速准确连接好面罩、球体及氧气，调节氧流量，紧急抢救时氧流量可调节为 8～10L/min。

（6）左手用 EC 手法紧扣面罩于患者口鼻部，防止漏气，同时用力上提下颌保持气道开放状态。

（7）右手有规律挤压球囊，压瘪 2/3 球体后放松，使球体复原。挤压频率为12～16 次/分（图 3-2）。

（8）人工通气的同时，注意观察有效指征：①单项呼吸活瓣活动正常；②面罩内

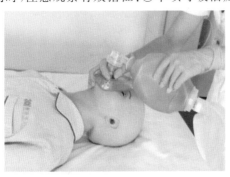

图 3-2　**应用简易呼吸器**

有雾气;③口唇、颜面、甲床发绀减轻;④患者胸廓有规律起伏;⑤脉搏血氧饱和度上升。

(9)维持有效通气直至改用其他方式给氧及通气。

(10)已行气管插管、气管切开的患者,取下简易呼吸器面罩后直接与气管导管连接。

六、注意事项

(1)操作过程中始终保持气道开放状态并扣紧面罩防止漏气,以确保有效通气。

(2)有规律挤压球囊,成人潮气量为 400~600ml,挤压频率为 12~16 次/分,吸呼时间比为 1:2。

(3)人工气道患者应用简易呼吸器时挤压频率为 16~20 次/分。

(4)通气过程中注意观察有效指征。

(5)无氧气装置时,取下储氧袋。

(6)人工通气患者需固定手,以免随意牵拉、扭曲导管造成脱出。

第二节 无创呼吸机的应用

一、简介

无创正压通气(NIPPV)是指经口/鼻面罩将呼吸机与患者相连,由呼吸机提供正压支持而完成通气辅助的人工通气方式。此方式保留上气道的防御功能和患者说话及吞咽功能(图 3-3)。

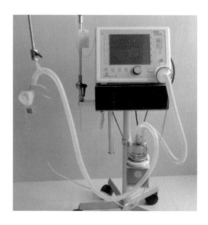

图 3-3 无创呼吸机

二、适应证

(1)各种原因引起的呼吸衰竭或呼吸功能不全(如慢性阻塞性肺疾病急性发作、Ⅰ型呼吸衰竭、急性呼吸窘迫综合征、心源性肺水肿、哮喘等)。

(2)辅助脱机或拔管后的呼吸衰竭加重、呼吸康复治疗。

(3)睡眠呼吸暂停综合征。

三、物品准备

(表 3-1)

表 3-1　物品明细

物品名称	数量	物品名称	数量
无创呼吸机	1 台	固定带	1 个
电源(插线板)	1 个	灭菌注射用水	1 瓶
鼻罩或口鼻面罩	1 个	冷凝水收集瓶	1 个

四、操作流程

(1)操作者洗手、戴口罩。在治疗室内准备用物。

(2)携用物至患者床旁,查对患者姓名、ID 号,并向患者解释操作目的。

(3)协助患者取舒适体位:常用坐位或半卧位。

(4)选择和佩戴合适的固定带。

(5)连接呼吸机和湿化罐的电源,连接空气和氧气。

(6)湿化罐加灭菌注射用水至标线,打开湿化罐开关,调节湿化罐温度。

(7)打开呼吸机显示屏背面的电源"开/关",检查呼吸机运转情况。

(8)设定呼吸机通气模式:持续气道内正压(CPAP)或压力支持 S/T 模式。

(9)设置通气参数

1) CPAP 模式下参数:CPAP 为 4~20cmH$_2$O,氧浓度为 25%~100%。

2) S/T 模式下参数:吸气气道正压(IPAP)为 4~40cmH$_2$O;呼气气道正压(EPAP)为 4~40cmH$_2$O;IPAP 上升时间为 0.05~0.4s;氧浓度为 25%~100%;呼吸频率为 4~40 次/分;吸气时间为 0.3~0.5s。

3)设置呼吸机报警各参数上、下限及报警音量。

(10)将面罩扣于患者面部口鼻处,调节好固定头带,确保无漏气(图 3-4);指导患者有规律地呼吸,维持有效通气。

(11)观察人机配合及脉搏血氧饱和度情况,监测呼吸机通气参数:潮气量(TV)、峰值吸气压(PIP)、吸气时间/总呼吸时间周期(Ti/Ttot)、漏气量等,随时给予调整。

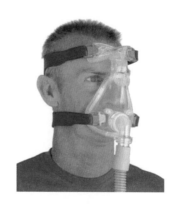

图 3-4　连接口鼻面罩

（12）治疗结束，断开呼吸机与患者的连接，取下面罩。按"开始/备用键"，按"是"停止通气，使用显示屏背面"开/关"关闭呼吸机。关闭湿化罐开关。拔出氧气管和空气管，切断电源。

（13）安置好患者，整理用物及床单位。

五、注意事项

（1）操作前向患者讲述治疗的作用和目的、治疗过程中可能出现的问题及相应措施，介绍连接和拆除面罩的方法，以取得患者配合。

（2）通气面罩包括鼻罩、口鼻面罩、全面罩、鼻囊管及接口器等。通常轻症患者可先试用鼻罩（图 3-5）、鼻囊管或接口器；比较严重的呼吸衰竭患者多需用口鼻面罩；老年或无牙齿的患者口腔支撑能力较差，主张用口鼻面罩。

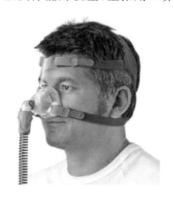

图 3-5　呼吸机面罩佩戴方式

（3）指导患者有规律地放松呼吸，以便与呼吸机协调；鼓励患者深呼吸，指导患者掌握有效咳嗽、咳痰的方法；嘱咐患者出现不适要及时告知医务人员。

（4）使用鼻罩时要闭口呼吸,注意咳痰时减少漏气。

（5）注意观察和预防不良反应及并发症,如口咽干燥、面罩压迫皮肤损伤、胃胀气、误吸、漏气、排痰不畅等。

（6）备好简易呼吸器和面罩、负压吸引、气管插管等急救用物,随时做好插管准备。

（7）无创机械通气禁忌证:面部创伤、烧伤、上呼吸道梗阻、呕吐、未经引流的气胸、严重的活动性上消化道出血等。

六、维护

（1）呼吸机主机、机械臂及空气压缩机应每天清洁擦拭一次。触摸屏式操作面板需将纱布拧干擦拭,使用75％乙醇消毒。

（2）无创呼吸机面罩要专人专用,用后清洁消毒保存。

（3）呼吸机回路每周定时更换。一次性呼吸机管道应每周更换一次。

（4）观察呼吸机湿化罐湿化用水量,及时加入无菌注射用水,每天更换湿化器内湿化液,防止细菌繁殖。湿化装置应每周更换。

（5）呼吸机过滤网每周更换或每周清洁1～2次(或使用无菌方纱),防止灰尘堆积,影响通气或造成细菌繁殖。

（6）无创呼吸机使用后严格进行消毒处理,更换备用配件,测试后备用。

第三节　有创呼吸机的应用

一、简介

有创机械通气是通过建立人工气道对患者进行呼吸功能支持的治疗手段。临床应用有创机械通气的主要目的在于改善氧合功能和通气状况,纠正低氧血症及高碳酸血症,从而减轻患者呼吸耗能,达到对呼吸和循环系统的支持(图3-6)。

二、适应证

（1）各种原因引起的呼吸衰竭或呼吸功能不全。

（2）呼吸形式、节律异常,自主呼吸微弱或消失。

（3）经无创呼吸机治疗后患者病情无改善或仍继续恶化。

（4）血气分析提示严重通气和氧合障碍。

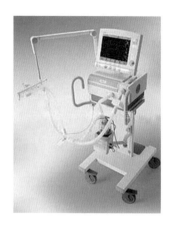

图 3-6　有创呼吸机

三、物品准备

（表 3-2）

表 3-2　物品明细

物品名称	数量	物品名称	数量
智能呼吸机	1 台	网套	1 个
电源（插线板）	1 个	一次性输液器	1 个
模肺	1 个	呼吸机湿化标志牌	1 个
简易呼吸器	1 个	冷凝水收集瓶	1 个
灭菌注射用水	1 瓶	含氯消毒片	1 片

四、操作流程

（1）连接呼吸机和湿化罐的电源，连接空气和氧气。

（2）床头置输液架，灭菌注射用水用输液器连接湿化罐注水口，湿化罐加水至水位线上。打开湿化罐开关，调节湿化罐温度。

（3）打开呼吸机主机电源"开/关"，接模肺检查呼吸机运转情况及呼吸机回路气密性。

（4）设定呼吸机通气模式。

（5）调节通气参数：潮气量、呼吸频率、氧浓度等参数（图 3-7）。

（6）设置呼吸机报警参数上限、下限及报警音量。

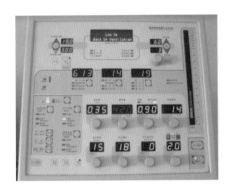

图 3-7 **呼吸机参数调节**

(7)再次检查,观察呼吸机运转情况,检查呼吸机各连接处是否漏气,工作是否正常,各指标显示状态。

(8)呼吸机管道与患者人工气道相连接开始通气,观察呼吸机运转及人机配合情况并记录(图 3-8)。

(9)停机锻炼时,呼吸机管道与患者脱开,连接人工鼻给予吸氧。

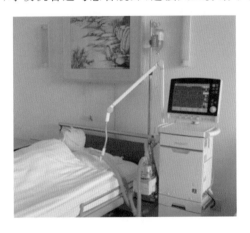

图 3-8 **连接呼吸机**

(10)待机:按显示屏左下角"开始/备用键"图标,页面出现提示问题(您确定要进入备用模式吗?)时选择"是"。

(11)接机:在备用模式时,按"开始/备用键"启动呼吸机,呼吸机管道与患者相接。

(12)关机:断开呼吸机与患者的连接,按"开始/备用键",按"是"停止通气,使用显示屏背面"开/关"关闭呼吸机。关闭湿化罐开关。拔下氧气和空气接口,切断电源。

五、注意事项

(1)密切观察患者生命体征变化,如患者出现心率增快,呼吸气促,人机对抗时及时评估,通气情况并进行处理。

(2)注意呼吸机的运转情况,及时处理各种报警,查看呼吸机管道是否漏气,有无打折。

(3)定期监测血气,根据血气结果调整呼吸机参数设置。

(4)注意查看湿化罐水位及湿化效果,及时倾倒积水罐内冷凝水,并用 0.05% 含氯消毒剂浸泡 30min 后处理(图 3-9)。

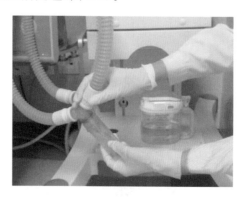

图 3-9　倾倒呼吸机冷凝水

(5)备好简易呼吸器及各种急救药物,准备呼吸机或电源发生故障时应用。

第四节　呼吸机报警与处理

报警(Alarm)是指机械通气过程中,动态参数变化超出预设的要求和安全范围时,呼吸机发出的警示信号。临床工作中必须掌握呼吸机各类各种参数设置与警报信号的意义,及时发现,及时处理。

一、报警等级及原因分析

机械通气过程中,呼吸机报警是对患者的一种保护性措施,及时解决呼吸机报警可以使患者得到安全有效地治疗,对提高危重患者抢救成功率具有重要的意义。

(一)报警等级

按照呼吸机报警按其危及生命的紧迫程度分为 3 个等级:第一等级(一类报警):多为设备功能异常,可能会立即危及生命的情况,需立即处理,呼吸机报警声音设置为连续的尖锐的声光报警,且不能消除。第二等级(二类报警):为功能状态报警,可能危及生命的情况,也需要立即处理,呼吸机报警设置为断续的、声音柔和的、规律的报警音,亦是同时声光报警。第三等级(三类报警):一般为不危及生命的情况,如发生化学动力改变,报警则多为仅有光报警。

呼吸机报警紧急程度

一类报警:设备功能异常,会立即危及生命,需立即处理。

特点:是重复性,指示灯闪光,并发出较响亮的声音,且不能消除。

二类报警:功能状态报警,有潜在的危险,也需立即处理。

特点:为间断、柔和的声光报警,可消除报警声音。

三类报警:不会危及生命,如呼吸动力变化、$PEEP > 5mH_2O$ 等。

特点:仅有光报警。

(二)常见报警原因

一般从呼吸机功能问题、呼吸机连接管路问题和患者问题三个方面报警原因进行分析。常见呼吸机报警包括:电源或气源故障、窒息、压力过限(包括高压或低压报警)、潮气量或分钟通气量过限、呼吸频率过限、吸气温度过限、吸入氧浓度报警7个方面。从根据呼吸机参数设置上来分析,一般有压力报警、容量报警、时间报警、呼吸频率报警等。临床工作中,要依呼吸机报警紧迫程度与临床情况轻重缓急来分析报警原因并进行处理,对于任何级别的呼吸机报警均应引起重视,及时发现,准确判断。

二、报警状况处理

呼吸机使用过程中发生报警提示(图 3-10),均必须高度关注,积极处理。报警处理的原则是确保患者呼吸道通畅和有效通气。如报警原因明确,立即针对原因进行处理,如报警原因不能马上作出判断时,最安全有效的方法是断开呼吸机,必要时应用简易呼吸器通气。切忌只关注报警项目,忽视患者通气和氧合状况。

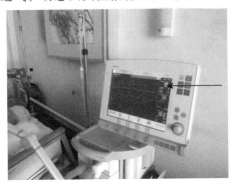

图 3-10　呼吸机报警面板提示

在处理呼吸机报警时,必须以保证患者安全为首要考虑因素,在调整呼吸机参数及报警范围时,应密切观察患者是否存在呼吸窘迫、氧合和通气情况是否良好,必要时将患者与呼吸机脱离,应用简易呼吸器辅助通气,检查报警设置是否合适,处理完毕后重新将患者与呼吸机连接,情况无法解决时及时更换呼吸机。

(一)气道压力过限报警

机械通气时,随患者呼吸周期变化,气道压力(Airway pressure)有相应变化,一般吸气时气道压力达到最高点,称为气道压力峰值,即气道峰压(Peak pressure, Ppeak)。吸气峰压一般为 $10\sim20cmH_2O$,随肺部病变严重程度不同气道压力亦有不同变化,如肺部病变程度轻,吸气压力在 $20\sim25cmH_2O$,病变程度加重,吸气压力在 $25\sim30cmH_2O$ 甚至更高,严重肺部病变时吸气压力可达 $30cmH_2O$ 以上。一般智能呼吸机进行参数设置时,将气道压力高限设置在 $45\sim50cmH_2O$,机械通气时气道压力达到该数值时,呼吸机由送气转换为呼气,以免突发气道压力增高造成压力性损伤。

1.气道压力高限报警

(1)原因分析

1)气流阻力增加:呼吸机管道受压或扭曲、气管导管位置不当或移位、人工气道阻塞、管路积水;气管插管进入右主支气管。

2)患者痰液增多或气道痰堵,患者病情变化,如呼吸急促、心率增快、支气管痉挛;患者躁动、屏气、咳嗽、欲说话等状况时,出现人机失调对抗。

3)肺部顺应性降低:急性肺水肿、重症肺炎、肺不张、ARDS 等肺部疾病影响。

4)气道压力高限设置过低。

5)传感器失灵。

(2)处理原则

1)恢复气管套管正确位置:解除管路受压扭曲或梗阻,保持管路恰当位置;清除管路内的积水。

2)及时彻底吸痰保持呼吸道通畅,应用解痉平喘药解除气道平滑肌痉挛;避免患者长时间屏气;检查患者的呼吸与呼吸机是否同步,必要时应用镇静药。

3)积极治疗原发病,改善患者肺顺应性。

4)重新正确设置气道压力高限。

5)检查传感器,更换或重新标定。

2.气道压力低限报警

(1)原因分析

1)呼吸管路脱开或衔接不紧密。

2)呼吸机管道破裂。

3)气囊充气不足或气囊漏气。

4)压力报警限值设置不当等。

（2）处理原则

1)检查人工气道与呼吸机管道连接，有无脱开，及时连接紧密。

2)如有呼吸管道破损，应及时更换。

3)监测气囊压力，充气不足时重新检查注气，气囊漏气时及时更换导管。

4)重新设置或调整气道压力报警参数。

（二）分钟通气量过限报警

分钟通气量（Minute volume，MV）是指每分钟吸进或呼出肺的气体总量，等于潮气量（V_T）和呼吸频率（RR）乘积，与之成正比（MV＝ V_T×RR）。机械通气时按患者通气需求设置潮气量，一般为 8～12ml/kg，而呼吸机的潮气量输出量可达 10～15ml/kg，往往是生理潮气量的 1～2 倍；分钟通气报警上下限的一般设置为 4～12L/min。病情稳定状态时，长期机械通气老年患者潮气量常常设置为 350～450ml，分钟通气量设置为 6～8L/min。如患者呼吸通气需求加大时，通气量可明显增加，可根据患者情况将分钟通气量报警上限设置适当调高。

1.分钟通气量高限报警

（1）原因分析

1)呼吸频率加快、潮气量增大，如呼吸急促、深吸气，均可致呼出气潮气量或分钟通气量的增加。

2)患者发生病情变化，如缺氧、发热、酸中毒等所致通气需求加大。

3)呼吸机参数设置不恰当，如呼吸频率、潮气量设置过高、分钟通气量高限设置过低、触发模式或灵敏度设置不当。

（2）处理原则

1)观察患者临床症状，观察呼吸急促或深快呼吸原因，解决患者的通气需求。

2)积极治疗原发病，如发生病情变化通气需求加大时，根据患者需求调整通气参数。

3)正确设置呼吸机参数，提高分钟通气量高限报警阈值，必要时调整触发灵敏度。

2.分钟通气量低限报警

（1）原因分析

1)呼吸机管路衔接不好或有破口，湿化罐密封不严，人工气道与呼吸机脱开。

2)气囊漏气或充气不足，潮气量泄露，导致分钟通气量不足。

3)气道痰堵、气道肉芽肿、气管软化导致人工气道梗阻，呼吸机管道受压或扭曲，频繁气道压力高限报警导致低潮气量、通气量低限报警。

4)流量传感器受潮，所测定的潮气量发生误差。

5)气体流量和吸呼比的设置不恰当。

（2）处理原则

1）衔接好通气管路和湿化罐,管路有破损及时更换,连接人工气道与呼吸机。

2）气囊重新充气,如气囊不能有效封闭气道或气囊破裂时,予以及时更换气管导管。

3）及时吸痰,观察有无痰堵等气道梗阻问题,及时解除人工气道与呼吸管路受压或扭曲。

4）更换呼吸机配件,如流量传感器。

5）正确设置分钟通气量报警限。

（三）呼吸频率过限报警

机械通气时呼吸频率（RR）可设置范围 12～20 次/分,一般情况下,稳定状态的老年机械通气患者呼吸次数设置为 16～20 次/分,可根据患者病情状态随时进行调整（图 3-11）。

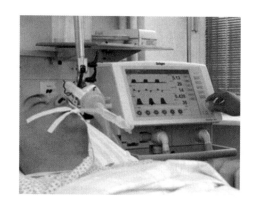

图 3-11　随时调整呼吸参数

1.呼吸频率高限报警

（1）原因分析

1）气管插管机械通气时初期患者不适应,出现人机对抗。

2）发生病情变化,肺炎、发热、酸中毒等状态所致通气需求加大。

3）患者激动、紧张、躁动、自主呼吸强触发呼吸机导致呼吸频率加快。

4）气道梗阻、呼吸机管道积水等导致气道压力升高。

5）呼气阀单向活瓣失灵。

6）呼吸频率高限设置过低。

（2）处理原则

1）治疗原发病,根据病情状态及时对症处理。

2）安抚患者,必要时应用镇静药。

3）检查人工气道是否通畅,及时清除呼吸机管道内的积水和堵塞物。

4)检查或更换呼吸阀。

5)合理设置呼吸机参数。

2.呼吸频率低限报警

(1)原因分析

1)出现病情变化,呼吸频率减慢,甚至呼吸停止。

2)患者呼吸动力不足,吸气动作不能每次都触发呼吸机。

3)呼吸机参数设置不当,如呼吸频率低限设置过高、触发灵敏度设置过高。

(2)处理原则

1)密切观察与监护,及时发现病情变化及时进行对症处理。

2)根据患者情况设置控制通气的呼吸模式。

3)正确设置呼吸机报警参数,如降低呼吸频率报警低限、调整触发模式与灵敏度。

三、突发情况处理

(一)呼吸机停止运转

1.原因分析

(1)突然停电、呼吸机电源插头松开或脱落。

(2)呼吸机发生机械故障,停止工作。

2.处理原则

(1)立即启用备用电源或重新接通呼吸机电源。

(2)如为呼吸机故障,立即更换呼吸机。

(3)能短暂脱机者给予吸氧,不能脱机的患者立即应用简易呼吸器维持通气。

(二)气源动力不足

1.原因分析

(1)呼吸机气源接口不紧密或脱开。

(2)氧气或压缩空气管道系统压力不足。

(3)呼吸管道打折、受压或扭曲。

(4)空气-氧气混合器失灵、机器故障。

2.处理原则

(1)检查空气和氧气的气源接口,确保连接紧密(图3-12)。

(2)观察氧气或空气压力指示表,确保供气正常(图3-13)。

(3)接好呼吸机管路,解除呼吸机管路打折受压。

(4)更换呼吸机配件或更换呼吸机主机。

(三)窒息报警

发生率低,但却是一种非常紧急的情况,需立即处理。

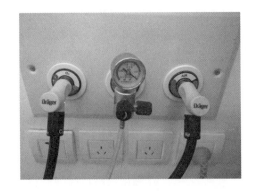

图 3-12　呼吸机氧气空气接口

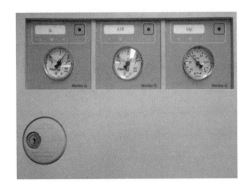

图 3-13　病区气源压力表

1. 原因分析

(1)主要出现于呼吸机辅助呼吸模式时。

(2)患者自主呼吸频率过低或无自主呼吸。

(3)患者吸气动作未能触发呼吸机。

(4)呼吸机回路内存在大量漏气。

(5)呼吸机发生故障。

(6)窒息时间和窒息通气设置不当。

2. 处理原则

(1)根据患者病情及体力状况,可考虑更换通气模式。

(2)调整呼吸相关参数,使患者易于触发呼吸机,有效通气。

(3)及时纠正各种原因导致的呼吸回路漏气问题,如衔接或更换管路、气囊充气等。

(4)正确进行窒息时间和窒息通气的设置。

(5)及时处理机器故障,必要时更换呼吸机。

四、重点与难点

(一)机械通气时人机对抗的临床表现

1.患者自主呼吸强,与呼吸机抵抗,常常导致潮气量不足,分钟通气量低限、气道压力高限报警。

2.患者自主呼气时而呼吸机送气,导致气道压力升高,常导致气道压力上限报警,分钟通气量低限报警。

3.呼吸机送气过程中患者出现自主吸气,可使气道压力明显降低,可引起气道压力过低报警。

4.患者明显烦躁、憋气,呼吸频率快、节律紊乱,心率增快,血压升高。严重者出现呼吸频速、心动过速等,甚至出现低血压和心律失常。

5.常发生于人工气道机械通气初期,患者不耐受机械通气或气管插管,或者病情发生变化、肺部病变加重,或患者出现并发症,或呼吸机参数设置不恰当。

(二)机械通气时人机对抗的护理要点

1.立即查找原因,针对不同原因积极处理。

2.密切监测生命体征变化,密切观察呼吸机参数及运转情况(图3-14)。

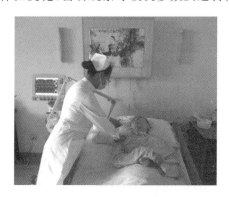

图 3-14 观察病情及呼吸机参数

3.保护人工气道管路,防止人机对抗状态下患者躁动导致意外脱管。

4.提高呼吸机给氧浓度,及时处理呼吸机报警情况。

5.气管插管机械通气不耐受时,给予镇静与约束、必要时应用肌松药。

6.必要时脱开呼吸机,应用简易呼吸器进行人工辅助通气。

7.准确记录呼吸机模式、通气参数、报警阈值等呼吸参数调整情况。

8.检查人工气道状态,评估是否发生痰堵、导管扭曲、梗阻等人工气道并发症,确保呼吸道通畅。

9. 及时准确遵医嘱用药,做好应急抢救准备。

10. 清醒患者做好心理护理,稳定患者情绪,解决患者需求。

附:呼吸机报警信息一览表

报警信息 (报警显示窗显示)	原因分析	处置
Flow sensor	呼气阀未连接流量传感器	正确插入流量传感器
High frequency	患者自主呼吸频率过快	患者自主呼吸频率过快;检查呼吸频率报警上下限是否合适
Leakage	管路漏气	检查呼吸机整个管路是否有漏气
Loss of data	呼吸机锂电池损坏	工程师维修
Malfunction fan	呼吸机内部设备温度高	检查风扇功能;工程师维修
MV high	分钟通气量上限报警	患者分钟通气量过高;检查报警上限值
MV low	分钟通气量低限报警;呼吸管路漏气	
O_2 measurement inop.	O_2 监测故障	更换 O_2 监测传感器;工程师维修
O_2 monitoring off	O_2 监测功能关闭	有时人为关闭 O_2 监测功能
O_2 supply down	O_2 供应压力过低	确认是否连接氧源;确认氧源压力是否>3bar
O_2 supply pressure high	O_2 供应压力过高	确认氧源压力是否<6bar
PEEP high	呼气系统阻塞;呼气系统阻力增高	检查呼吸管路和呼气阀;检查呼气端细菌过滤器,必要时更换
PEEP value inop.	内部 PEEP 阀故障	工程师维修
Pressure limited	最大压力限制激活	检查患者状况;检查通气模式
Pressure meas. Inop.	呼气阀进水;压力监测故障	更换呼气阀;工程师维修
Standby activated	待机状态激活	
Temperature high	送气温度超过 40℃	关闭加温器
Temperature meas. Inop.	温度监测故障	更换温度监测传感器
Temperature sensor	温度监测探头未连接	
Tidal volume high	吸气潮气量 3 次超过 VT 报警上限;漏气或呼吸管路断开	检查患者状况;正确设置报警上限值

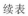

续表

报警信息 （报警显示窗显示）	原因分析	处置
Tube blocked	呼吸机只可送很少的容量气体	检查患者状况；检查呼吸机管路
Volume not constant	由于压力或时间限制，未能按设置容量送气	延长吸气时间，增加吸气流速
Air supply down	空气供应压力过低	确认是否连接气源；确认气源压力是否＞3bar
Airsupplypressure high	空气供应压力过高	确认气源压力是否＜6bar
Airway pressure high	气道压力上限报警，呼吸机管路打折	检查患者状况；检查报警上限设置合适；检查管路
Airway pressure low	气囊漏气；管路漏气或断开	检查气囊充气；检查呼吸回路系统
Apnoea	患者无自主呼吸；呼吸回路狭窄；流速监测故障	检查患者状况；检查呼吸回路；检查流速监测传感器，必要时更换
Apnoea ventilation	呼吸机监测到"Apnoea（窒息）"后，自动转换到控制通气	检查患者状况；检查呼吸回路；按"Alarm Reset"键返回到原通气模式
Device failure	设备故障	工程师维修
Exp. Valve inop.	呼气阀未连接紧密；呼气阀未标定；呼气阀故障	确定呼气阀连接完好；标定流速监测；更换呼气阀
Fan failure	风扇故障	工程师维修
Flowmeasurement inop.	流速监测故障，流速监测器进水，流速监测失灵	保持流速监测器干燥；标定流速监测器；工程师维修
Flow monitoring off	流速监测功能关闭	

第四章

呼 吸 监 测

机械通气能改善机体通气与换气功能，减少呼吸功的消耗，在危重患者抢救治疗中发挥了非常重要的作用，应用呼吸机已成为呼吸衰竭和生命支持的重要方法。但应用呼吸机并不能完全代替肺的呼吸功能，其有一定的局限性，因此应用呼吸机的监测非常重要，护理人员也应熟悉呼吸机的性能、参数，使呼吸机在临床治疗过程中发挥积极有效的作用。

第一节 呼吸机参数设置及意义

人工气道患者在进行机械通气时需密切观察呼吸机的模式及各项参数变化，同时了解各参数变化对患者病情的意义，以指导下一步治疗与护理。本节重点介绍机械通气的通气模式与基本通气参数的设置与意义。

一、机械通气模式及意义

通气模式是指机械通气时呼吸机送气或呼气的方式。通气模式是应用呼吸机最主要的、首先需要设置的机械通气参数。选择通气模式之后，其他呼吸机的参数才能随后进行设置。恰当选择和应用通气模式，能提高机械通气的疗效，降低并发症。

(一)控制通气

控制通气(Control mechanical ventilation，CMV)：是指呼吸机完全替代患者自主呼吸的通气方式，通气量及通气方式全部由呼吸机决定，包括容积(容量)控制通气和压力控制通气两种。

1. 容积控制通气(Volume control ventilation，VCV) 简称控制通气(Control ventilation，CV)，潮气量(VT)、呼吸频率(RR)、吸气呼气时间比(I∶E)和吸气时间完全由呼吸机控制，即呼吸机完全代替自主呼吸。其特点是：能保证潮气量和分钟通气量的供给，完全替代自主呼吸，有利于呼吸肌休息，但不利于呼吸肌锻炼。适用于中枢或外周驱动能力很差及无自主呼吸的患者。此外，由于所有的参数都是人为设置,易发生人机对抗。

2.压力控制通气(Pressure control ventilation,PCV)　压力控制通气预设压力控制水平和吸气时间,吸气开始后,呼吸机提供的气流很快使气道压达到预设置水平,之后送气速度减慢,维持预设压力到预设吸气时间结束,之后转向呼气。其特点是:吸气峰压较低,可降低气压伤的发生,能改善气体分布和通气/血流(V/Q)比值,有利于气体交换,临床上需不断调节压力控制水平,以保证适当水平的 V_T。适用于较重 ARDS 患者。

(二)辅助通气

辅助通气(Assist ventilation,AV):是指由患者自主吸气触发机械呼吸,潮气量或通气压力由呼吸机决定,但 RR 和 I:E 随自主呼吸变化。即为控制模式同步化,由患者自主吸气触发,但吸气时间及流量由呼吸机控制,呼吸机承担的呼吸做功多于患者所做的呼吸功。可分为容积辅助通气(Volume assist ventilation,VAV或 AV)和压力辅助通气(Pressure assist ventilation,PAV)。容量切换提供容积支持,压力切换提供压力支持。患者吸气产生一定压力或气体流速通过传感器发出信号启动呼吸机,吸气回路中压力阈值或流速的称为触发灵敏度。

(三)辅助/控制通气

辅助/控制通气(Assist-control ventilation A/C):是在控制通气模式的基础上加上辅助通气模式,控制通气部分仍有容积控制和压力控制。此模式下自主呼吸触发呼吸机送气后,呼吸机按预置参数送气,如患者无力触发、无自主呼吸或自主呼吸频率低于预置频率,呼吸机则以预置参数通气。具有 CMV 的优点,并提高了人机协调性。需设置触发灵敏度。

目前智能呼吸机基本应用辅助/控制通气模式取代了单纯的控制通气和辅助通气。包括容积辅助/控制通气(Volume assist-control ventilation,V-A/C)和压力辅助/控制通气(Pressure assist-control ventilation,P-A/C)。

(四)间歇指令通气

间歇指令通气(Intermittent mandatory ventilation,IMV)是指按预置频率间断发挥指令通气作用,即呼吸机按预设的呼吸频率送气,每个吸气过程皆由预设潮气量(或通气压力)、吸气时间完成,每两次机械通气之间是不受呼吸机影响的自主呼吸,此时呼吸机只提供气流流量。但由于呼吸机以固定频率进行呼吸,可能影响患者的自主呼吸,出现人机对抗。

(五)同步间歇指令通气

同步间歇指令通气(Synchronized intermittent mandatory ventilation,SIMV)是指呼吸机预设的呼吸频率由患者触发,若患者在预设的时间内没有出现吸气动作,则呼吸机按预设参数送气,间歇控制通气之外的时间允许自主呼吸存在。SIMV 是 IMV 同步化,弥补了 IMV 的缺陷,其特点是支持水平从完全的控制通气到完全自主呼吸,可调范围大,能保证一定的通气量,同时在一定程度上允许自主呼吸参与,防止呼吸肌萎缩,对心血管系统影响较小,增加了人机协调性。

(六)压力支持通气

压力支持通气(Pressure support ventilation,PSV)是由自主吸气触发呼吸机送气,由呼吸机给予一定压力辅助的通气模式。即患者吸气触发后,呼吸机提供一个高速气流,使气道压达到预置的辅助压力水平,并维持通气压力至预设置的吸气流速数值,之后吸气转换为呼气。呼吸频率、潮气量、吸气流量受患者自主呼吸能力和通气能力的双重影响,是目前最常用的通气模式。有较好的人机协调性,属自主呼吸模式,患者感觉舒服,有利于呼吸肌休息和锻炼,主要用于有一定自主呼吸能力、呼吸中枢驱动稳定者。一般可与 SIMV 联合应用,也可作为撤机技术应用。压力支持水平设置不当,可发生通气不足或过度。自主呼吸能力较差或呼吸节律不稳定者,易发生触发失败和通气不足,无自主呼吸的患者不能触发 PSV 送气,因此不能使用此模式。

(七)持续气道正压/呼气末正压

持续气道正压(Continuous positive airway pressure,CPAP)是在自主呼吸条件下,呼吸机在患者的整个呼吸周期内,无论吸气还是呼气时均提供一个持续的气道内正压通气,通气过程由患者自主呼吸完成,使气道压在吸气相和呼气相都保持在同一正压水平。呼气末正压(Positive end expiratory pressure,PEEP)是指在机械通气时,气道持续保持正压。完全自主呼吸提供的为 CPAP,有呼吸机起辅助作用或指令作用的为 PEEP。两者具有相似的功效:①增加肺泡内压和功能残气量,有利于氧向血液内弥散;②防止呼气末时小气通或肺泡闭陷,使萎陷的肺泡复张,在整个呼吸周期维持肺泡的通畅;③减少间质水肿,改善肺顺应性,对容量和血管外肺水的肺内分布产生有利影响。但能影响静脉回流降低心排血量,可使颅压升高加重脑水肿,引起肠道及肝淤血,同时可增加气道平均压。加压力水平根据患者病情和治疗的需要,可在 $0\sim15cmH_2O$ 选择。

二、基本参数设置及意义

(一)潮气量

潮气量(Tidal volume,TV 或 V_T)是指平静呼吸时每次吸入或呼出的气量。在容量控制形式中应用,根据理想体重给予潮气量 $5\sim12ml/kg$。一般分为吸气潮气量和呼气潮气量。吸气潮气量(Inspiratory tidal volume)是指静息状态下,每次呼吸时,自主吸入或呼吸机输入 V_T 的多少。呼气潮气量(Espiratory tidal volume)是指静息状态下,每次呼出 V_T 的多少,呼出气是经肺内充分湿化、温化的气体,一般情况下是临床上重点观察的参数。

(二)气道压力

气道压力(Airway pressure)又称气道内压,是气道内压强与大气压的差值。

通常情况下,压力感受器在呼吸机连接管路的近患者端,即 Y 形管附近,也有部分在吸气阀或呼气阀附近,故其显示的压力实质是连接管路的压力。压力变化的最高值称为峰压(Peak pressure),是为克服全部通气阻力所产生的压力。在密闭管道内,气体停止流动的情况下,气道、肺实质的黏性和惯性阻力皆消失,各个部位的压力相等,即此时的气道压力与肺泡内压相等,称为平台压(Plateau pressure),为防止发生气压伤,一般要求气道平台压力不超过 $35\sim45cmH_2O$。

(三)呼气末正压

呼气末正压(Positive end expiratory pressure,PEEP)是指机械通气时呼气末气道压大于 0 的状态。呼气末正压在整个呼吸周期皆存在,并影响整个吸气过程和整个呼气过程,因此 PEEP 不单纯是呼气末才存在的压力。其作用是防止肺泡萎陷,改善氧合。临床设置和调节 PEEP 应根据疾病的不同而异,其原则一般为低压开始,逐渐上调,同时观察患者临床症状改善情况,随时进行调节,直至理想水平。PEEP 常规参数设置为 $3\sim5cmH_2O$,治疗性 PEEP 设置为 $6\sim15cmH_2O$,常用于重症肺炎、ARDS 的辅助治疗,但老年患者在临床应用 PEEP 时需更加谨慎,尤其高龄老年患者一般情况下治疗性 PEEP 设置在 $4\sim8\ cmH_2O$,不宜超过 10 cmH_2O。

(四)呼吸频率

呼吸频率(Respiratory rate,RR)是指成人每分钟呼吸次数。机械通气频率(Mechanical ventilation frequency,f)是指呼吸机按预设吸气要求进行通气的次数,主要用于描述按吸气指令要求完成的 RR,频率选择根据分钟通气量及目标动脉氧分压(PaO_2)水平,一般设置为接近生理呼吸频率,成人选择范围一般为 $12\sim20$ 次/分,老年患者常选择在 $16\sim20$ 次/分。

(五)吸呼气时间比

吸呼气时间比(I∶E ratio)简称吸/呼比(I∶E),是吸气时间与呼气时间的比值。吸气时间(Inspiratory time,Ti)是指呼吸机接受吸气触发机制,从开始吸气到呼气装置开放、开始呼气前的时间。呼气时间(Expiratory time,Te)是指呼吸机呼气装置开放,开始呼气到下一次开始吸气前的时间。吸/呼比的选择应基于患者的自主呼吸水平、氧合状态及血流动力学,适当的设置能保持良好的人机同步性。机械通气患者通常设置吸气时间 $0.8\sim1.2s$,吸/呼比 1∶(1.5~2.0)。

(六)吸气流量

吸气流量(Inspiratory flow)是指在吸气时间内,被患者自主吸气或呼吸机输送气体的速度,包括流量形态和流量大小。常用平均流量和峰流量的概念表示吸气流量大小。平均流量和送气时间的乘积为潮气量。定容型通气模式时流量为预设值,定压型通气模式时流量为监测值。

(七)吸气峰流速

吸气峰流速(Peak inspiratory flow)是指在吸气时间内,患者自主吸气或呼吸机输送气体的最大瞬间速度。成人常用的流速设置为 $40\sim60L/min$，或流速设置为呼吸周期的 $20\%\sim25\%$，根据分钟通气量和呼吸系统的阻力和顺应性进行调整。

(八)触发灵敏度

触发灵敏度(Trigger sensitivity)是指吸气动作克服胸肺、气道、连接管路的阻力后，需使感受器的压力下降至触发水平才能使呼吸机送气。包括压力触发和流量触发。

1.压力触发(Pressure trigger) 通过探测患者吸气后引起呼吸环路内压力下降而触发。理论上触发水平接近 0，触发最敏感，同步时间最短，但也容易导致假触发和人机对抗，因此触发压力常设置在 $-0.5\sim-1.5cmH_2O$。

2.流量触发(flow trigger) 触发的敏感性和稳定性较压力触发好，应作为首选，一般设置为 $2\sim5L/min$，但也应根据吸气能力、气道压力等参数进行调节。目前智能型呼吸机一般均为流量触发。

(九)吸入气氧浓度

吸入气氧浓度(FiO_2)是指呼吸机通气时患者吸入气体的氧浓度。FiO_2 的设置一般取决于动脉氧分压(PaO_2)水平、呼气末正压(PEEP)水平、平均气道压力及患者血流动力学状态。原则上在保持 PaO_2 较理想的情况下，FiO_2 设置越低越好，即保证 $PaO_2>60mmHg$，$SaO_2>90\%$ 即可。$FiO_2>60\%$ 为高浓度吸氧，长时间吸入高浓度氧易导致氧中毒，100%浓度氧吸入不易超过 6h。

(十)窒息通气

窒息通气(Apnea ventilation)是指呼吸机监测患者的呼吸暂停时间，超过预定的呼吸暂停时间，呼吸机报警并自动切换到控制通气模式。窒息通气是一种安全保障功能，常用于自主和支持通气模式。窒息通气时间可选 $15\sim60s$，常选 15s。

三、重点与难点

(一)密切观察呼吸机模式与参数

1.及时正确地设置呼吸机模式是呼吸机使用中重要的方面，观察呼吸机通气模式的选择与参数的调节一致性。机械通气过程中，观察患者病情变化，核查呼吸机模式及参数的设定。

2.注意患者的呼吸频率、节律是否与机器同步，不得随意调整呼吸机面板参数，如有更改，做好记录。更改呼吸参数后，应及时观察患者情况，判断通气效果。

3.严格禁止关闭呼吸机的自动报警声音。对于发生呼吸机自动警告，首先应检查所发生的警告内容并及时对该项目所反映的情况进行检查。

4.发生警告气道压力过高时，应检查是否有人机对抗，或有痰液阻塞气道；气道压力过低时，可能是呼吸机管道脱落或气道漏气，必须在及时处理的同时，迅速与医师联系。

5.呼吸机出现任何报警,均必须立即寻找报警原因并及时排除,不能立即排除的,需立即给予人工辅助通气,同时呼叫医师及相关技术人员处理。

(二)正确设置呼吸机模式与参数

1.根据患者病情变化、遵循医嘱调整呼吸机模式及参数的设定。如对于已经有部分自主呼吸的患者,应用间歇同步呼吸支持模式,对于已经恢复自主呼吸,但呼吸节律或潮气量尚不稳定的患者,应用持续正压支持模式。

2.对于完全无自主呼吸的患者,应用完全机械控制呼吸模式。可保证患者有足够的潮气量和一定的呼吸频率。

3.呼吸机设置潮气量一般应在 400～800 ml,呼吸频率在 15～20 次/分,以保证每分钟通气量 10～15L。尽量采用低浓度供氧,避免导致氧中毒。吸气/呼气时间比值一般选择 1:1.5～1:2.5。呼吸机送出气体温度应控制在 35℃±2℃,应采用加热湿化对吸入气体进行湿化

4.警告参数的阈值的设置是呼吸机设置的重要内容,各参数的阈值设定,应严格遵照医嘱执行。

第二节　呼吸机应用过程中的监测

使用呼吸机治疗的患者,需要专人监护,需严密观察和监测其治疗反应与病情变化,做好记录。包括监测患者生命体征、观察呼吸机工作是否正常,分析判断机械通气参数是否符合患者情况,是否需要调节;定时进行血气分析、电解质的监测,为呼吸机的调试提供依据。在使用机械通气的过程中,医护人员需及时巡视关心患者,密切观察病情变化,根据患者的个性和特点进行对症处理。

一.参数与模式的监测

(一)通气功能的监测

1.潮气量(V_T)　潮气量反映患者的通气功能,吸气潮气量与呼气潮气量的差异反映呼吸机或呼吸环路是否漏气。应观察实际潮气量与设定潮气量是否相符。

2.分钟通气量(V_E)　分钟通气量为潮气量与呼吸频率的乘积($V_E = V_T \times f$);V_E 的确定通常按理想千克体重来估算,V_E 的监测可反映患者是否存在通气不足或通气过度,并指导机械通气潮气量、呼吸频率等参数的调整。

3.呼吸频率(RR)　反映患者的通气功能及呼吸中枢的兴奋性。

4.动脉血二氧化碳分压($PaCO_2$)　通过动脉血气分析,测定动脉血二氧化碳分压,可反映患者的通气功能状态。

(二)换气功能监测

1.动脉氧分压(PaO_2)　反映肺换气功能的指标,通过监测 PaO_2 可指导呼吸

机模式的选择和吸入氧浓度的调整。

2.血氧饱和度（SaO_2） 血氧饱和度反映机体血液氧含量，临床上可进行无创性的连续的脉氧饱和度（SpO_2）监测、经皮氧饱和度监测，或采集动脉血进行动脉血气分析监测。

3.吸入氧浓度（FiO_2） 吸入氧浓度监测可防止氧浓度过高引起氧中毒或氧浓度过低引起缺氧，按照动脉血气调整吸氧浓度。

（三）气道压力的监测

气道压力是反映气道阻力和肺弹性回缩力的指标。可以计算出气道阻力和顺应性。

1.峰压力 呼吸机送气过程中的最高压力。气道阻力增高可见于峰值流速增大、气管导管太细或阻塞、支气管痉挛或痰堵等。

2.吸气压力与肺部顺应性的监测 肺顺应性反映肺和胸廓的弹性。当肺的顺应性良好时，肺的弹性正常，弹性阻力降低；当肺的顺应性降低时，肺的弹性异常，弹性阻力增强。

二、生命体征的监测

（一）神志与精神症状

神志、精神症状的变化可以协助判断机械通气的效果，纠正低氧血症和 CO_2 潴留的效果。若治疗后患者神志转清，表现安静，神态自如，瞳孔大小恢复正常，对光反应灵敏，则提示机械通气治疗有效，通气和换气改善；若出现烦躁不安，呼吸急促，自主呼吸与呼吸机不同步，则提示机械通气的效果差，除外病情原因，可能与呼吸机调节不当或机器故障等有关。若患者病情好转后又出现兴奋、谵语、面色潮红，甚至抽搐，则常常是通气过度、出现呼吸性碱中毒的表现。

（二）血压与心率

血压和心率是反映病情变化的敏感指标。治疗后患者血压正常、波动小，心率正常、稳定，说明病情明显改善。血压异常升高是心功能不全的早期信号，血压下降、心率增快是原发性和继发性循环功能明显恶化的指征，若出现心率下降则是病情危重的信号。

（三）呼吸频率

呼吸动力不足、通气阻力增大皆可导致呼吸频率加快，通气模式选择不当或通气参数调节不合适更容易导致呼吸频率增快。若病情好转，呼吸阻力下降或通气模式、参数适当，则呼吸频率恢复正常。若呼吸中枢兴奋性显著下降，则呼吸频率明显减慢，是病情危重的指征。同时注意观察呼吸深度和节律。

三、循环功能的监测

(一)尿量

尿量是判断血容量是否充足和机械通气是否合适的较可靠指标。若血容量不足、机械通气不当,将引起尿量的明显减少。尿量低于 1000ml 多意味着细胞外液量的减少、心功能不全、机械通气过度或不足。

(二)血压

血压降低的原因很多,其中绝大多数是有效循环血容量不足引起,可能是疾病本身所致,也可能与机械通气过度或不足有直接关系,机械通气时回心血量减少,心排血量减低,可导致血压下降。可适当增加血容量,如补充胶体扩充血容量,胶体用白蛋白、血浆或血浆代用品皆可。

(三)中心静脉压

中心静脉压是监测循环功能、指导液体复苏和机械通气的常用指标。通过监测中心静脉压可判断心脏功能、有效循环血量情况,指导临床治疗。血压下降可致组织器官灌注不足,实质脏器的缺血缺氧可导致功能障碍,如血压下降可致肾血流量减少,尿量减少,影响肾功能。

(四)血氧饱和度

血氧饱和度一般指动脉血氧饱和度(SaO_2),主要反映末梢组织的血液灌注情况和氧合状态,是呼吸机治疗过程中必须监测的内容,也是监测周围循环功能常用的指标。SaO_2 降低时需及时鉴别其降低的原因,进行积极处理,如调节通气模式和参数等。

四、重点与难点

(一)机械通气时生命体征的监护要点

1. 神志、精神症状　经机械通气和综合治疗后,患者神志转清、精神状态趋于稳定,说明机械通气模式与参数调节合适,治疗适当;若精神状态恶化,人机配合不良和精神好转后又恶化,则可能是病情加重、通气不足或通气过度。应定时监测血气,检查通气,调整参数。

2. 心率、血压变化　持续给予心电监测,机械通气开始 20~30min 可出现血压的轻度下降,心率稍增快;随着低氧血症和 CO_2 潴留的纠正,心率和血压将逐渐恢复至正常范围。若血压明显或持续下降,同时心率增快,应及时通知医师,给予相应的处理,随时观察和记录。

3. 呼吸变化　观察呼吸频率、节律、幅度、类型、胸廓活动度,两侧呼吸运动的对称性,辅助呼吸肌活动,自主呼吸与呼吸机的同步性,听诊两侧呼吸音,有无湿啰音、哮鸣音、痰鸣音等。观察人工气道建立是否妥当,自主呼吸与呼吸机是否协调,并判断气道是否通畅情况。

（二）机械通气时脉氧饱和度监测

1. 脉氧饱和度变化主要反映末梢组织的血液灌注情况和氧合状态，通过监测 SaO_2 及时发现患者有无低氧血症及缺氧程度，机械通气后缺氧情况是否改善。通过调节 FiO_2 可改善调节吸入气体氧浓度，改善低氧血症。

2. 氧饱和度可以为通气模式及参数的选择和调整，以及撤机拔管的时机选择提供指导。可监测末梢脉氧饱和度时一般放置在指端，应选择较大的手指，使光线从指甲穿过，避免与测血压的袖带或动脉穿刺装置放在同一侧肢体，以免影响测定结果。但应注意末梢循环差、明显水肿的患者有时不能完全反映血液氧含量，需进行动脉血气监测。

3. 机械通气过程中应注意观察患者氧疗效果：观察患者的神志意识变化，发绀程度有无减轻，呼吸、心跳的频率及节律的变化，特别注意观察动脉血气及脉氧饱和度变化，发绀改善主要表现为口唇、颜面、甲床色泽红润，如缺氧症状没有改善或病情进行性加重，应配合通知医师及时处理。

4. 老年患者气道分泌物增多且黏稠，人工气道机械通气时气道廓清能力进一步下降，气道内分泌物淤积时，可出现氧饱和度下降，需及时进行负压吸引排痰。

第三节　酸碱平衡与血气分析监测

动脉血气分析（Blood gas analysis）是指对动脉血液中不同类型的气体和酸碱物质进行分析的技术过程，分析指标主要氧合参数、$PaCO_2$ 和酸碱物质三类。动脉血的气体主要有氧气、氮气、二氧化碳，每种气体产生的张力称为分压，各分压总和称为总压，分压是驱动气体弥散的直接动力。

动脉血气是呼吸监测的主要部分。动脉血气能直接测量动脉血氧分压、二氧化碳分压和酸碱度。动脉血可正确反映肺的气体交换功能和全身酸碱状况，常用来作血液气体分析，用于酸碱失衡的诊断和治疗、确定呼吸衰竭的类型、严重程度及判断预后，指导机械通气中呼吸机参数的调节。

一、动脉血气参数及临床意义

（一）氧合参数

1. 动脉血氧分压（PaO_2）是动脉血中溶解的氧分子所产生的张力。正常值为 $80\sim100mmHg$，随年龄增长而逐渐降低，一般年龄 >70 岁时，$PaO_2>70mmHg$ 为正常。

临床意义：PaO_2 为判断缺氧和低氧血症的客观指标。当在海平面下，呼吸空气时，PaO_2 低于正常值就已经提示血氧含量不足，但一般只有当 $PaO_2<60mmHg$

时,才引起组织缺氧,临床方可诊断为低氧血症,I型呼吸衰竭。

2.动脉血氧饱和度(SaO_2)是指动脉血液中血红蛋白(Hb)在一定氧分压下和氧结合的百分比,即氧合血红蛋白的百分比。SaO_2正常值为95%～100%。

临床意义:SaO_2表示血液中氧与Hb结合的比例,一般情况下可作为缺氧和低氧血症的客观指标,但某些情况下并不能完全反映机体缺氧的情况,尤其当患者合并贫血或血红蛋白减低时,此时虽然SaO_2正常,但却可能存在着一定程度的缺氧。

3.动脉血氧含量(CaO_2)是指每100ml动脉血液中实际带氧量的毫升数,包括物理溶解在血液中的氧和以化学结合形式存在的氧。CaO_2能真实地反映动脉血液中氧的含量,是较可靠的诊断缺氧和低氧血症的客观指标。

(二)动脉血二氧化碳分压

动脉血二氧化碳分压($PaCO_2$)是指以物理状态溶解在血浆中的二氧化碳分子所产生的张力,其正常值为35～45mmHg。$PaCO_2$是主要的呼吸性酸碱平衡失调的指标,常可反映肺泡通气情况。有效机械通气使肺泡通气量增加,CO_2下降,$PaCO_2$下降。一般情况下,$PaCO_2 > 45$mmHg为通气不足,$PaCO_2 > 50$mmHg为高碳酸血症,诊断Ⅱ型呼吸衰竭。$PaCO_2 < 35$mmHg为通气过度。

(三)动脉血酸碱度

动脉血酸碱度(pH)是评价血液酸碱度的指标,是未分离血细胞的血浆中氢离子浓度的负对数。其正常值为7.35～7.45。pH基本代表细胞外液的情况,是酸碱失衡的主要诊断指标,对机体的生命活动,尤其是内环境的稳定性,具有重要意义。pH直接反映机体的酸碱状况,pH>7.45为碱血症(碱中毒),pH<7.35为酸血症(酸中毒)。但pH正常也不能表明机体没有酸碱平衡失调,还需要结合其他指标进行综合分析。

(四)碱性物质

1.实际碳酸氢盐(Actual bicarbonate,AB)是指实际$PaCO_2$及SaO_2条件下动脉血浆中的HCO_3^-浓度。正常值为22～27mmol/L,平均24mmol/L。HCO_3^-是主要的碱性指标,酸中毒时减少,碱中毒时增加。

2.标准碱剩余(Standard bases excess,SBE)简称碱剩余(BE),是指在37℃时,$PaCO_2$为40mmHg,Hb完全氧合的标准条件下,将1L全血或血浆滴定pH至7.40时所需的酸或碱的浓度。正常值为－3～＋3mmol/L。BE能反映血液缓冲碱绝对量的增减。

3.血浆二氧化碳总量(Total plasma CO_2 content,TCO_2)是指血浆中以化合及游离状态存在的二氧化碳的总量,其中以结合形式存在的二氧化碳占绝大部分。TCO_2的正常值为23～31mmol/L,平均27mmol/L。TCO_2也是重要的碱性指标,主要代表HCO_3^-的含量,<23mmol/L时提示酸中毒,而>31mmol/L时提示碱中毒。

4.实际碱剩余(Actual bases excess,ABE)是指在实际条件下测定全血或血浆标本时所需的酸或碱的量。BE 和 ABE 代表体内碱储备的增加或减少,是判断代谢性酸碱失衡的重要指标。如需用碱滴定,说明血液中碱缺失(相当于酸过剩),用负值表示,ABE<−3mmol/L 提示代谢性酸中毒;如需用酸滴定,说明血液中碱过剩,用正值表示,ABE>+3mmol/L 提示代谢性碱中毒。

(五)其他指标

1.血细胞比容　男 42%～49%,女 37%～43%。

2.血红蛋白总量　男 12～16g/dl,女 11～15g/dl。

3.钠离子(Na^+)、钾离子(K^+)、氯离子(Cl^-)　Na^+:135～150mmol/L,平均 142mmol/L);K^+(3.5～5.5mmol/L,平均 4.0～4.5mmol/L);Cl^-(98～108mmol/L,平均 103mmol/L)。

二、血气分析判断

(一)酸碱失衡判断

见表 4-1。

表 4-1　不同酸碱失衡类型的血气改变

酸碱失衡类型	pH	$PaCO_2$	HCO_3^-	BE
呼吸性酸中毒	↓	↑	(稍↑)	=
呼吸性酸中毒代偿	=	↑	↑	↑
呼吸性碱中毒	↑	↓	(稍↓)	=
呼吸性碱中毒代偿	=	↓	↓	↓
代谢性酸中毒	↓	=	↓	↓
代谢性酸中毒代偿	=	↓	↓	↓
代谢性碱中毒	↑	=	↑	↑
代谢性碱中毒代偿	=	↑	↑	↑
呼酸并代酸	↓	↑	↓	↓
呼碱并代碱	↑	↓	↑	↑
呼酸并代碱	↑＝↓	↑	↑	↑
呼碱并代酸	↑＝↓	↓	↓	↓

注:=.正常范围;↑.高于正常;↓.低于正常

(二)呼吸衰竭类型判断

呼吸衰竭的动脉血气诊断标准是:在海平面、静息状态、呼吸空气、无异常分流的情况下,PaO_2 低于 60mmHg,伴或不伴有 $PaCO_2$ 高于 50mmHg。按病理生理和动脉血气分类,又可分为Ⅰ型呼吸衰竭和Ⅱ型呼吸衰竭。

1. Ⅰ型呼吸衰竭 又称单纯低氧血症性呼吸衰竭,指 $PaO_2 < 60mmHg$,$PaCO_2 < 45mmHg$,为通气功能障碍所致。

2. Ⅱ型呼吸衰竭 又称高碳酸血症性呼吸衰竭,$PaCO_2 > 50mmHg$,同时伴或不伴 PaO_2 下降(PaO_2 可以 $< 60mmHg$,也可以 $\geqslant 60mmHg$),为换气功能障碍所致。

若静息状态下动脉血气正常,在某种程度劳力后出现血气异常,称为呼吸功能不全(Respiratory insufficiency)。

(三)低氧血症判断

主要根据 PaO_2 和 SaO_2 来判断。一般来讲,$PaO_2 < 60mmHg$ 时,才会使 SaO_2 显著减少,引起组织缺氧,方可诊断为低氧血症。

1. 轻度低氧血症 $50mmHg \leqslant PaO_2 < 60mmHg$,$80\% \leqslant SaO_2 < 90\%$。

2. 中度低氧血症 $40mmHg \leqslant PaO_2 < 50mmHg$,$60\% \leqslant SaO_2 < 80\%$。

3. 重度低氧血症 $PaO_2 < 40mmHg$,$SaO_2 < 60\%$。

三、血气分析在机械通气中的应用

(一)血气值异常与呼吸机参数调节

见表 4-2。

表 4-2 血气值异常与呼吸机参数调节

血气	选择和调节
$PaCO_2$ 过低	$V_T \downarrow$,$f \downarrow$,通气量 $\downarrow$,吸气压力 $\downarrow$
PaO_2 过高	$FiO_2 \downarrow$,$PEEP \downarrow$
PaO_2 过低	$FiO_2 \uparrow$,$PEEP \uparrow$,吸气时间 $\uparrow$
$PaCO_2$ 过高,PaO_2 过低	$V_T \uparrow$,$f \uparrow$,通气量 $\uparrow$,吸气压力 $\uparrow$
$PaCO_2$ 过高,PaO_2 正常或过高	$f \uparrow$,$PEEP \downarrow$,吸气时间 $\downarrow$
ARDS	肺保护性通气策略

注:V_T.潮气量;f.呼吸频率;FiO_2.呼吸机氧浓度;PEEP.呼气末正压

(二)机械通气相关性酸碱平衡失调

1. 呼吸性酸中毒 机械通气的主要目的是改善通气,纠正呼吸性酸中毒。但在下列情况下,机械通气可能导致或加重呼吸性酸中毒:通气不当如通气模式的选择和参数的调节不合适、连接管路漏气等可导致通气量不足,不能改善呼吸性酸中毒甚至可能加重,临床上比较常见,且容易被忽视。需积极寻找具体原因给予纠正。治疗目的:①维持 PH 稳定;②实施允许性高碳酸血症的机械通气策略;③维持基础通气量;④维持电解质浓度相对稳定。

2.呼吸性碱中毒 呼吸性碱中毒是机械通气患者最常见的酸碱平衡失调,主要见于以下情况:①通气量参数设置不当,导致"预设"或"输出"通气量过大。②人机配合不良,患者代偿性呼吸增强、增快,实际通气量增加,发生呼吸性碱中毒。③呼吸机通气模式和参数的选择和调节不当。④患者呼吸驱动显著增强,如ARDS、肺水肿、哮喘发作,机械通气不能有效抑制患者的呼吸,出现呼吸性碱中毒。治疗目的:应积极治疗原发病,应查找直接原因,改善人机配合,可改用 PSV等自主性模式,降低通气量,其中以降低呼吸频率为主,适当使用镇静药、肌松药。

3.代谢性碱中毒 慢性呼吸性酸中毒、肾功能代偿导致 HCO_3^- 浓度升高,通气后 $PaCO_2$ 迅速下降,而 HCO_3^- 却不能相应排出,导致代谢性碱中毒,与一般碱中毒相比,后果更严重。患者主要表现为通气后神志转清,一般情况迅速好转,但短时间内又出现烦躁不安,肢体抖动或抽动,意识状态恶化,复查动脉血气 $PaCO_2$可以升高、正常或下降,但 pH 升高,HCO_3^- 浓度维持在较高水平。因此一旦出现严重碱血症,必须迅速将 V_E 降低 1/3~1/2 或以上,以降低呼吸频率为主。

4.代谢性酸中毒 主要见于严重低氧血症或合并低血压的患者,原因是通气量或通气压力过大进一步加重循环功能抑制,组织供氧不足;在人机配合不良的情况下,可导致氧耗量增加,加重供氧不足和酸中毒。

(三)机械通气相关性电解质紊乱

1.高钾血症 机械通气所致高钾血症并不多见,机械通气导致呼吸性酸中毒或机械通气过度导致代谢性酸中毒,将导致或加重高钾血症。应注意机械通气的调节和综合治疗。

2.低钾血症 低钾血症主要见于慢性呼吸衰竭患者,多种原因可导致机体缺钾,但在呼吸性酸中毒存在的情况下,血钾浓度基本正常或接近正常。一旦机械通气使呼吸性酸中毒迅速纠正,K^+-Na^+ 交换增强,K^+ 进入细胞内增多,经肾小管的排出量也增多,从而导致低钾血症。慢性呼吸衰竭患者在血钾浓度降低或在正常低限的情况下,应予以补钾,严格控制机械通气量,可适当降低通气量,使 $PaCO_2$缓慢下降,高碳酸血症逐渐改善,避免"过度通气"和碱血症引发严重低钾血症。

3.低氯血症 机械通气后,随着呼吸衰竭的改善,低氯血症逐渐恢复;若强行补充氯化钠,只能导致高钠血症和高渗血症,并可能加重低钾血症。少部分患者有原发性低氯血症,但程度多较轻,且同时存在低钠血症或低钾血症,随着纠正低钠血症、低钾血症方法的实施,低氯血症也会自然纠正。

4.高钠血症 急性酸中毒使细胞内外 H^+-Na^+ 交换增强,血钠增高,机械通气后,随着呼吸性酸中毒的改善可逐渐恢复。

5.低钠血症 低钠血症常见于慢性呼吸衰竭,主要发生原因有摄入不足、应用利尿药后 Na^+ 排出增加、水潴留导致稀释性低钠、低钾血症,以及慢性呼衰患者可表现为顽固性低钠血症。需经口服或静脉补充。

6.低镁血症 低镁血症多合并低钾血症,有碱血症时更明显,随着患者饮食逐渐增加可纠正,应用机械通气需缓慢纠正呼吸性酸中毒和碱血症。

7.低钙血症 机械通气后,随着 pH 恢复,血钙浓度下降。若通气过度导致碱中毒,游离钙水平将会迅速下降,出现明显症状,因此应避免慢性高碳酸血症的迅速纠正。

8.低磷血症 碱中毒导致血磷转移至细胞内,其过程速度较快,血磷浓度明显下降,可导致低磷血症,故机械通气后纠正慢性呼吸性酸中毒应缓慢。

四、重点与难点

确保血气分析检测的准确度和可靠性

动脉血气是判断病情总体变化和调整机械通气的重要依据,常用的参数为:pH、PaO_2、$PaCO_2$、SaO_2、HCO_3^-、BE,常用的方法是动脉穿刺。一般机械通气后30min 抽取动脉血进行需求分析检测,或根据患者病情遵医嘱抽取动脉血。

严密监测血气分析、电解质及血糖的检测参数,记录和分析液体出入量的变化,以指导机械通气模式及参数调节。

掌握血液采集中各项影响因素,提高血气分析检测的准确度和可靠性,为诊疗提供更准确的实验数据。

1.患者的影响 患者的精神状态、情绪、治疗状态等都会影响测定结果。如紧张、疼痛等呼吸急促造成的 pH、PaO_2 增高;瞬间憋气,pH、PaO_2 降低。患者体温、吸氧浓度对 PaO_2 有直接影响。静脉应用碱性药物、大剂量青霉素钠盐、氨苄西林、脂肪乳剂等输入体内影响酸碱平衡。

2.采血过程的质量控制

(1)合理采用取血部位。一般采用桡动脉采血,肱动脉、股动脉、足背动脉等部位可根据临床具体情况选择。

(2)抽血方法正确。抽血方法不当,导致检测结果 PaO_2 和 $PaCO_2$ 降低。刺入动脉后,一定要借助血压自动将针芯推动,不能直接抽取。抽血毕,一定要将注射器封口严格封闭。

(3)保证血液质量。发现极明显的静脉血混入动脉血时,需重新抽取标本。采血前检查注射器空气是否排净,禁止负压抽血。采集完血液后,转动采血器将血液混匀,使血液和抗凝剂充分混合。血液抽取后,需在 30min 内送检。时长超过30min 的,需放入冰水中运送,但不能放入冰块里,否则导致红细胞破碎,影响真实的检测结果。

3.检测结果分析 动脉血气结果各项指标要与临床情况综合判断,如 pH、PaO_2、$PaCO_2$ 异常情况与临床不符合时,应目前监测患者临床表现,及时采取多种方法进行判断,要及时查对原因。

第五章

人工气道并发症与护理

第一节 脱 管

一、原因分析

(1)导管固定不牢或过松。

(2)导管插入过浅、管路重力机械牵拉。

(3)患者躁动且约束不当。

二、判断

(1)通过导管外露长度判断:如气管插管脱出 5cm 以上,说明已完全脱出声门。

(2)通过患者呼吸情况判断:将棉絮放于气管导管口,如棉絮随患者呼吸有规律地摆动,证明导管尚在气管内。

(3)通过患者临床症状判断:脱管引起憋气、呼吸急促、心率加快、血压升高。

(4)通过吸痰情况判断:吸痰管在送入相当于气管套管长度后即再难向前插入。

(5)通过呼吸机参数指标的评估:潮气量、气道压力降低。

三、处理流程

气管插管脱出和气管切开脱出的处理流程如图 5-1 和图 5-2 所示。

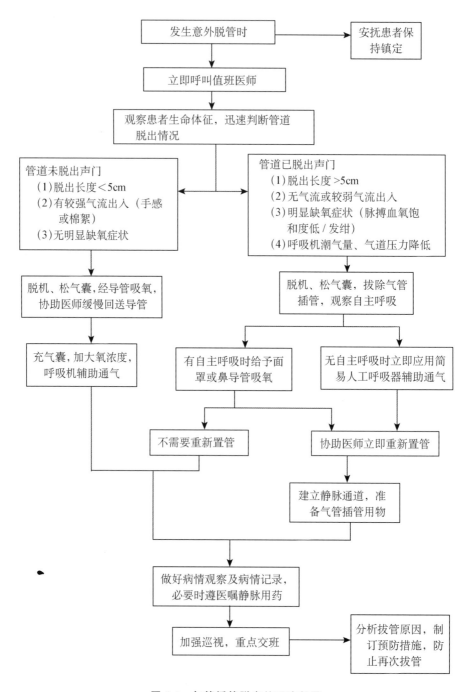

图 5-1 气管插管脱出处理流程图

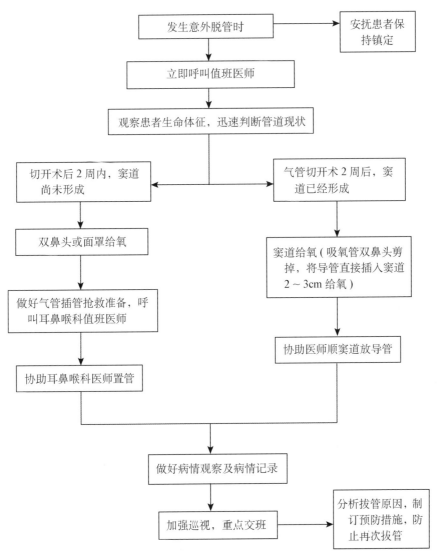

图 5-2 气管切开脱出处理流程图

四、预防措施

(1)全面了解患者病史和疾病状态,有针对性地做好防脱管预见性护理。

(2)对于清醒患者,耐心解释气管插管的重要性,取得其配合,防止自行拔管。

(3)躁动患者遵医嘱给予保护性约束,必要时应用镇静药物。

(4)密切观察导管位置及固定情况,保持导管位置正确。

(5)每班评估、测量、记录插管深度,检查调整固定带松紧度,并交班。

（6）如导管固定不牢或固定带潮湿，须及时更换。

（7）妥善固定呼吸机管道，避免重力牵拉；翻身时断开呼吸机管道，保证头、颈、脊柱在同一轴线上进行翻身；侧卧角度以 30°～60°为宜，可垫翻身垫，避免 90°侧卧。

（8）气管切开 48h 内床旁备气管切开包。

（9）选择合适型号导管，及时拍 X 线片确定导管位置，防止插入过浅而发生脱管。

第二节　堵　　管

一、原因分析

堵管原因见图 5-3。

（1）导管扭曲、梗阻。

（2）痰痂形成而堵管。

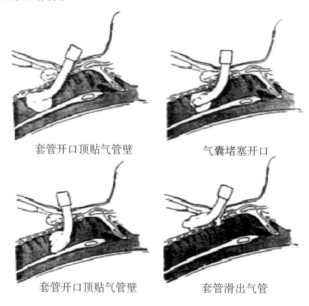

套管开口顶贴气管壁　　　　气囊堵塞开口

套管开口顶贴气管壁　　　　套管滑出气管

图 5-3　堵管原因

二、判断

（1）吸痰管插入阻力的评估：吸痰管插入有阻力，可能有导管扭曲或痰痂。

（2）呼吸机参数指标的评估：潮气量低、呼吸频率增快、气道压力升高。

（3）呼吸情况评估：胸廓运动减弱，听诊双肺呼吸音弱。

（4）患者憋气明显、烦躁、发绀、大汗、心率增快，严重时发生窒息。

三、处理流程

人工气道堵管的处理流程见图 5-4。

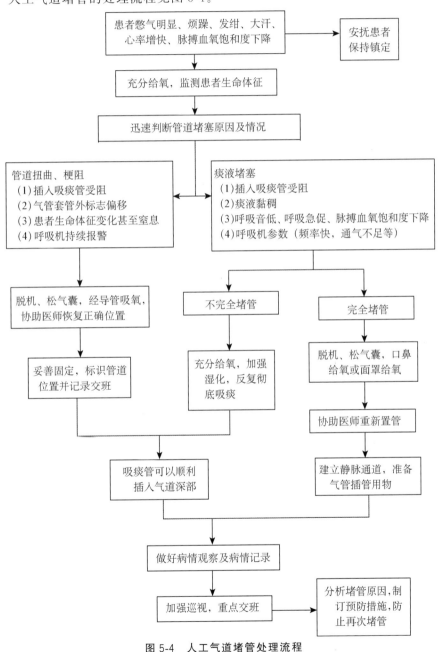

图 5-4 人工气道堵管处理流程

四、预防措施

(1)促进痰液引流。充分湿化气道,根据痰液的黏稠度调整湿化量;及时评估吸痰指征,有效彻底吸痰;定时翻身叩背,必要时应用振肺排痰仪。

(2)调整适宜的呼吸机管道位置,避免套管扭曲、堵塞。

(3)保持室内温湿度适宜,室内相对湿度保持在50%以上。

(4)保证液体入量,准确记录出入量,保持液体入量达2500ml/d。

(5)脱机使用人工鼻时,出现吸痰管置入不畅,立即给予气道滴入湿化液,并连接呼吸机加强湿化。

(6)无自主咳痰能力患者定时吸痰,必要时遵医嘱给予应用化痰药物。

(7)随时观察气管导管通畅度,如有不畅及时查找原因,并通知医师处理。

第三节 呼吸机相关性肺炎

一、简介

呼吸机相关性肺炎(ventilator associated pneumonia,VAP)是指机械通气48h后至拔管后48h内出现的肺炎,是医院获得性肺炎中最重要的类型之一。机械通气4d以内发生的肺炎为早发性VAP,主要由对大部分抗菌药物敏感的病原菌引起;机械通气5d以后发生的肺炎为晚发性VAP,主要由多重耐药菌或泛耐药菌引起(图5-5)。

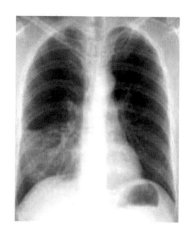

图5-5 肺炎胸部X线片

二、危险因素

(1)年龄:年龄增长,免疫防御机制减弱。

(2)严重的基础疾病:如急慢性肺部疾病、老年心脑血管疾病等。

(3)药物影响:长期使用糖皮质激素或免疫抑制药;广谱抗生素和制酸剂的滥用。

(4)机械通气时患者腹压增大,胃内容物反流误吸。

(5)呼吸道防御机制受损:气管插管、气管切开直接破坏了人体正常的呼吸道防御功能。

(6)声门下分泌物移行及定植于口腔的细菌进入呼吸道远端。

(7)呼吸机管道污染。

(8)医务人员手的媒介传播;病房隔离和消毒措施不力。

三、VAP 的集束化护理方案

1. 与器械相关的预防措施

(1)呼吸机管道的更换:长期机械通气患者每周更换呼吸回路及湿化装置,当管路破损或污染时应随时更换。

(2)积水瓶冷凝水管理:积水瓶位于最低位置,变换体位时防止冷凝水倒流入气道。及时倾倒冷凝水,积水瓶内冷凝水须经消毒处理,倒入盛有 0.05% 含氯消毒液的容器内,多重耐药菌感染的消毒液浓度为 0.1%,浸泡 30min 后倾倒(图5-6)。

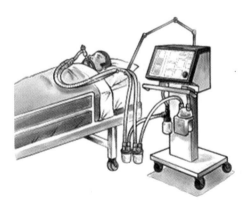

图 5-6 呼吸机积水瓶处于最低位置

(3)吸痰装置及更换频率:密闭式吸痰可保持患者与管道的链接,避免对环境的污染。密闭式吸痰管更换频率是 48～72h 更换一次,如有破损或污染,则立即更换。

（4）声门下间隙分泌物吸引：应用可吸引冲洗式导管（图5-7）。

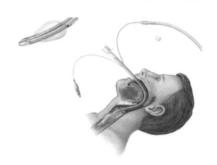

图 5-7　声门下吸引

2. 与操作相关的预防措施

（1）严格有效的口腔卫生：牙菌斑定植菌是 VAP 的危险因素，因此刷牙是重要干预措施之一。对不能刷牙患者每天口腔护理 3～4 次。

（2）抬高床头使患者保持半坐卧位：机械通气患者应抬高床头 30°～45°，减少反流误吸的发生（图5-8）。定时变换体位，促进痰液引流。

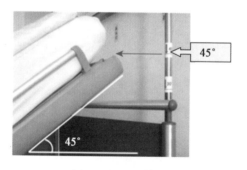

图 5-8　床头抬高 45°

（3）营养方式：经空肠管持续缓慢喂养有利于蛋白质和能量吸收，可减少反流及呕吐发生（图5-9）。

（4）气囊护理：定期监测气管内导管的套囊压力，保持气道的密闭。

（5）预防接触传播性医院感染：加强医护人员手卫生及房间物品管理，严格无菌操作。

（6）预防深静脉血栓：加强下肢活动，应用下肢血液循环驱动器，预防血栓形成。

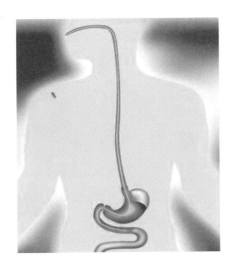

图 5-9　空肠喂养管肠内营养

第四节　气管软化及气道肉芽肿

一、原因分析

（1）长期带管，气囊长时间压迫及压力过高。

（2）多次插管、切开与换管，操作中机械性损伤引起细胞增生，产生肉芽肿。

（3）吸痰时痰管伸入过长、负压过大、反复刺激造成黏膜损伤，并发炎性改变进而形成肉芽肿（图 5-10）。

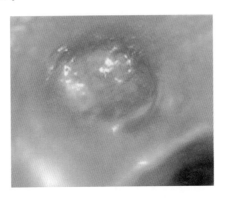

图 5-10　气道肉芽肿

（4）气管切口过小或套管过大，易造成黏膜损伤及压迫气管塌陷。

二、判断

1. 气管软化

（1）气囊注气量不断增加，即使注入较大气体量仍无法封闭气道。

（2）胸部 X 线检查可见气管膨出。

2. 气道肉芽肿

（1）气道压高：呛咳、人机对抗，持续气道高压报警。

（2）吸气性呼吸困难：喘憋、"三凹征"明显。

（3）吸痰管放置不畅：堵塞严重者插入痰管有阻力。

（4）辅助检查：支气管镜检查可以对狭窄部位、长度、范围、程度等做出较准确诊断。

三、处理

1. 应急处理　应用特殊加长气管套管，越过肉芽肿或气管软化部位，维持患者有效通气（图 5-11）。

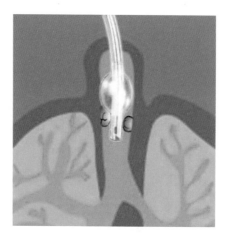

图 5-11　加长气管套管越过肉芽肿

2. 手术切除　可对肉芽组织本身或整个病变气管段进行切除；由于肉芽组织血管丰富故手术时出血多，止血困难，并很难彻底清除，易复发。

3. 介入疗法　在支气管镜辅助下，通过激光、电刀、冷冻、光动力、支架置入、球囊扩张等治疗，消融增生性病变或者支撑气道管壁。

第五节 气 道 出 血

一、简介

喉部及喉部以下的呼吸道任何部位出血,均归入气道出血。

二、原因分析

人工气道出血可分为原发性出血和继发性出血,以继发性出血居多,其原因可能包括以下几方面。

(1)伤口感染,导致气管切口周围的组织血管损伤,以致引起大出血。

(2)切口过低,造成无名动脉暴露,容易损伤动脉,造成大出血。

(3)套管选用不合适或被旋转,使气管壁受到损伤,以致损伤血管。

(4)不正确的吸痰方法,致使气道黏膜损伤,造成出血的情况。

(5)气管套囊长期过度充盈,压迫气管壁,致使气管黏膜出血、坏死、糜烂、溃疡及损伤血管而出血,少数可引起气管食管瘘。

三、判断

(1)可见痰中带血、血痰。

(2)吸痰时可吸出不凝固血液。

(3)经气管切口处可见渗血。

(4)出血量大时可流入气道导致窒息。

(5)大出血时患者出现血压下降、心率加快、面色苍白、四肢湿冷等休克表现。

四、处理

(1)气管插管时动作应轻柔,插管前端应充分润滑,避免损伤气道黏膜。

(2)气管切开术前应根据患者年龄、胖瘦及颈部长度选择合适的气管套管。

(3)选用大容量低压气囊导管。

(4)插管或切开过程中遇有患者烦躁,应给予适当镇静药治疗。

(5)操作后应让患者平卧 3～4h。

(6)正确的吸痰,把握好吸痰的时机,正确运用吸痰方法。应选择外径不大于内套管 1/2 的吸痰管吸痰。切忌在同一部位长时间反复提插式吸痰。

(7)长时间行机械通气的患者,应选用高容量、低压力型气囊的导管,定期监测气囊压力,防止气囊压力过高引起黏膜损伤。

(8)积极预防和治疗切口感染,气管切开伤口每天全少消毒 2 次,剪口方纱如有浸湿应随时更换。

第六节 误吸的预防

一、简介

误吸是指来自食管、胃、口腔或鼻腔的物质从咽进入气道的过程,这些物质可以是固体,如食物或异物,也可以是液体,如血液、唾液、胃内物等。

二、原因分析

1. 术前因素

(1)反流或呕吐;胃容量的增加;胃排空延迟。

(2)喉部保护性反射减弱;保护性气道(咽喉)反射缺失;保护性生理机制受损,包括食管下括约肌和食管上括约肌张力降低。

(3)高龄或体弱。

(4)病态肥胖;糖尿病和胃麻痹。

2. 术中因素

(1)气管切开前未吸净气道及口鼻腔分泌物。

(2)气管插管拔除过快,导致插管上滞留的分泌物流入下呼吸道。

(3)切开过程中吸引不及时,导致血液及气道分泌物下流至呼吸道。

3. 术后因素

(1)气囊因素:气管注气量不足,导致胃内容物反流进入下呼吸道。

(2)疾病因素:患者已行气管插管,生活不能自理,长期卧床,身体各器官功能减退,肌肉松弛,吞咽及咳嗽反射减弱。

(3)鼻饲因素:鼻饲前未回抽胃内容物查看消化情况;鼻饲时体位摆放不当,或鼻饲过多过快;鼻饲后立即给予平卧位、翻身或吸痰操作等不当处置。

三、处理

1. 术前

(1)鼻饲前应先进行翻身、叩背、吸痰等刺激性操作10～15min患者呼吸平稳后可行鼻饲。

(2)掌握正确的鼻饲技巧:鼻饲时注意速度、温度、浓度和床头摇起的角度。

(3)鼻饲后至少30min方可摇低床头,但至少维持床头抬高30℃。

(4)术前8h应禁食水,必要时可给予胃肠减压。

2.术中

(1)气管切开前应吸净气道及口鼻腔分泌物。

(2)缓慢拔出气管插管,防止插管上滞留的分泌物流入下呼吸道。

(3)切开过程中及时吸引,防止血液及气道分泌物下流至呼吸道。

3.术后

(1)气管切开术后24h内有大出血的可能,应密切观察患者出血情况,如有应及时通知医师,迅速进行处置。

(2)应用可吸引冲洗式气管导管。

(3)定时监测气囊压力,不常规做松气囊操作,如需松气囊,必须两人配合,同时边松气囊,边吸痰。

(4)松气囊前,必须彻底清除气道、口、鼻咽部痰液及分泌物。

(5)保持口腔清洁卫生,必要时可根据医嘱应用药物进行口腔护理,如苯扎氯铵溶液、制霉菌素溶液等。

(6)注意监测患者生命体征,如发现异常,应及时报告医师,并给予相应处理。

第六章

机械通气患者康复训练及健康教育

第一节　机械通气患者康复训练

一、分期标准

1.急性期　即插管初期。此期患者生命体征不平稳,需要药物维持,患者烦躁不安时,肢体需要约束。

2.稳定期　生命体征平稳,不能脱机,意识清楚的患者。

3.康复期　生命体征平稳,开始进行脱机锻炼,可部分脱机或完全脱机,可以配合进行肢体锻炼的患者。

二、实施方案

1.急性期　患者处于插管初期,此阶段的主要目标是维持患者正常的生命体征,保持肢体功能位,可适当进行肢体被动运动,但不影响到基本生命体征。

2.稳定期　此阶段主要进行被动锻炼及辅助主动锻炼。被动锻炼包括上下肢各关节活动、屈伸、旋转锻炼,各部位做四个八拍,扩胸及直腿抬高 5～10 次,行肌肉按摩。辅助主动锻炼,协助患者翻身、坐起。

3.康复期

(1)主动锻炼:锻炼原则同上,同时指导患者按节拍进行上、下肢活动,左右协调,如扩胸与屈膝,指导患者自行翻身,借物坐起。主动锻炼每次 20～30min,每天 2 次,锻炼结束后,进行相应部位肌肉按摩。

(2)带机下床活动锻炼:在监护状态下,根据患者情况选择坐轮椅或步行等下床活动,1～2 次/天,每次 10～15min,循序渐进。

主动锻炼每次 20～30min,每天 2 次,锻炼结束后,进行相应部位肌肉按摩。在锻炼过程中要密切观察患者的生命体征及脉搏血氧饱和度的变化,如患者不能耐受应立即停止锻炼。

三、实施方法

1.肢体功能位 肩关节保持外展 45°,前屈 30°,内旋 15°,肘关节保持屈曲 90°。腕关节保持背伸 20°～30°,尺倾 5°～10°。髋关节保持屈曲 15°～20°,髋外展 15°～20°,外旋 5°～10°,膝关节保持屈曲 5°～15°,踝关节保持背伸 90°(图 6-1)。

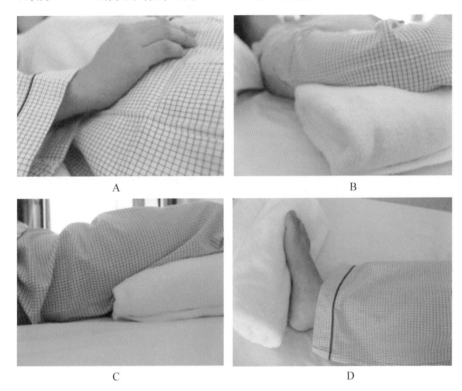

图 6-1 肢体功能位

2.上肢锻炼 肩、肘、腕部屈伸、旋转各 2～3min,指间关节活动 2～3min,上肢肌肉按摩 10min(图 6-2 和图 6-3)。

3.下肢锻炼 髋、膝、踝部屈伸或旋转各 2～3min,趾(指)关节活动 2～3min,直腿抬高 5～10 次。下肢肌肉按摩 10min(图 6-4 和图 6-5)。

4.主动锻炼 指导双手同时活动,左右协调。双腿同时活动,左右协调,直腿抬高。指导患者自行翻身。

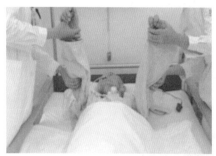
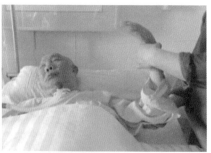
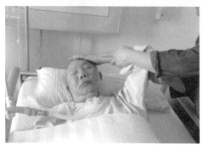

图 6-2   上体被动运动锻炼

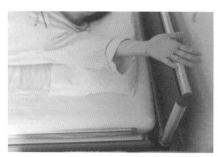
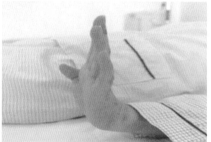
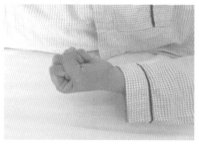

图 6-3   上肢主动运动锻炼

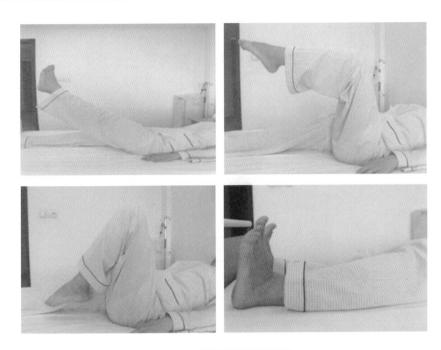

图 6-4　下肢主动运动锻炼

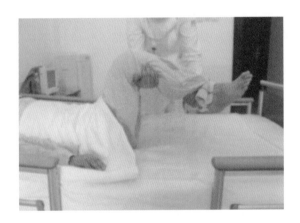

图 6-5　下肢被动运动锻炼

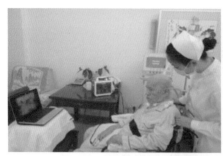
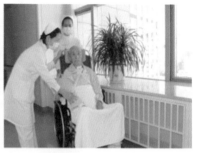
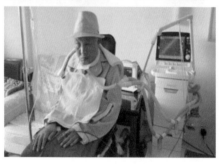

图 6-6　带机下床

第二节　机械通气患者健康教育

　　建立人工气道行机械通气作为应用于危重患者的一项急救措施,由于相关知识的缺乏常常引起患者及家属的恐惧、害怕。为保证患者各项护理措施的落实,针对不同阶段加强对患者、家属及陪护人员的健康教育和指导是非常必要的。其有助于增加患者康复信心、顺利度过带管阶段。

一、气管插管

　　1.插管前健康教育

　　(1)患者及家属宣教

　　1)详细解释气管插管治疗的必要性:紧急情况下这项急救措施是治疗呼吸衰竭既有效又相对安全的措施。

　　2)解释插管前肢体约束的必要性:为保证插管顺利进行,患者应给予适当肢体约束以免躁动时意外拔管,特别是烦躁、意识障碍的患者。

　　3)心理支持:加强有效沟通,消除患者及家属恐惧感,树立信心,积极配合治疗。

　　(2)陪护人员宣教

1）患者 24h 身旁不离人。

2）房间物品按机械通气抢救房间标准放置（图 6-7）。

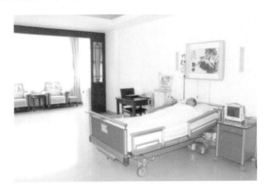

图 6-7　抢救房间标准

2.插管后健康教育

（1）患者及家属宣教

1）告知一旦脱管将直接威胁患者生命的严重后果，必须给予约束双手，特别是在床旁无人照看及夜间时。

2）教会患者使用简单的手语或写字板来帮助表达各种需求。

3）告知患者若出现憋气、胸痛、腹胀等不适应时及时报告医务人员。

4）向患者强调有创机械通气治疗过程中口腔护理、翻身拍背、有效咳嗽、吸痰等的重要性，使患者能配合各项基础护理操作。

（2）陪护人员宣教

1）患者房间 24h 不能离人，合理安排陪护作息，值班时守护床旁，吃饭时两人相互替换。

2）凡是与呼吸机有关的电源线、气源管道、呼吸管路等均不能随便触碰，呼吸机开关、面板、监护仪不能随便调节。呼吸机出现报警时，及时呼叫护士，不能在不明原因的情况下自行消警。

3）呼吸机发生断电或呼吸机持续报警等故障时，及时脱开呼吸机，并呼叫护士。

4）协助护士为患者翻身时，应先断开呼吸机；发现鼻头胶布固定松动，及时告知护士处理。

5）保持室内空气清新和合适的温湿度，每天通风 2 次，每次 30min；按房间标准放置物品，保持房间干净整洁。

6）协助护士定时给患者做生活护理，床单位干净整洁，卧位舒适，皮肤完好，床头抬高 30°～ 45°，肢体处于功能位；给清醒患者听其喜欢的音乐或广播。

7)随时观察患者神志变化,注意监护仪和呼吸机报警,有异常及时告知护士处理。

3. 拔除气管插管的健康教育

(1)协助患者带管进行脱机及呼吸功能锻炼。

(2)教会患者有效咳嗽、咳痰。

(3)拔管前一天晚上保证充足睡眠。

(4)拔管后注意事项

1)正常平静呼吸,有痰要尽可能咳出或护士协助吸出。

2)刚拔管时声音嘶哑属正常,尽量少说话,3~5d可恢复。

3)保证充足睡眠,循序渐进地进行呼吸康复训练和吞咽功能锻炼。

4)告知家属或陪护注意观察患者呼吸情况,如有异常及时汇报。

二、气管切开

1. 术前健康教育

(1)患者及家属宣教

1)详细解释气管切开的必要性及意义。

2)需给予患者适当肢体约束以确保气管切开术的顺利进行。

3)消除患者恐惧感,树立信心,积极配合气管切开治疗。

(2)陪护人员宣教

1)术前协助护士进行房间紫外线消毒。

2)协助护士为患者摆好体位、约束双手、肩部垫卷枕。

2. 术后健康教育

(1)患者及家属宣教

1)告知气管套管脱出的危害:2周内患者窦道未形成,气管套管再次放入困难,导致患者生命危险。

2)告知预防脱管的措施:嘱患者减少头颈部活动,烦躁不安者须约束双手并镇静。

(2)陪护人员宣教

1)宣教气管套管脱出的原因和危害。

2)呼吸机发生断电或呼吸机持续报警等故障时,及时脱开呼吸机,并呼叫护士。

3)协助护士为患者翻身时,应先脱开呼吸机,将头、颈、脊柱在同一轴线上进行翻身,翻身侧卧角度以 $30°\sim60°$ 为宜,可垫翻身垫,避免 $90°$ 侧卧位。

4)保持室内空气清新和合适的温湿度,每天通风 2 次,每次 30min;按房间标准放置物品,保持房间干净整洁。

5)协助护士定时给患者做生活护理,床单位干净整洁,卧位舒适,皮肤完好,床头抬高 30°～ 45°,使用患者肢体处于功能位;清醒患者可听喜欢的音乐或广播。

6)随时观察患者神志变化,注意监护仪和呼吸机报警,有异常及时告知护士处理。

附 1:气管插管护理任务清单

(一)插管前

1.物品准备

(表 6-1)

表 6-1 物品明细

物品名称	数量	物品名称	数量
气管插管(7.5 号或 7 号)	1 根	一次性吸痰管	10 根
固定用胶布(2.5cm×10cm)	1 卷	简易呼吸器或呼吸机	1 套/1 台
寸带	70cm	纤维支气管镜	1 套
一次性注射器(10ml)	1 个	负压吸引装置	1 套
无菌生理盐水	1 瓶	无菌纱布	3 包
无菌手套	2 副	灭菌注射用水	2 瓶
急救车	1 辆	75％乙醇	1 瓶

2.患者准备

(1)连接监护仪,建立好静脉通路。

(2)患者去枕平卧位,头部后仰。

(3)清理口咽部及呼吸道分泌物。

(4)清醒患者约束双手,遵医嘱用药。

3.环境准备

(1)病床拉开离墙 40cm,去床头,固定轮子。

(2)按气管插管患者房间布局。

(3)急救车于床尾方向靠墙放置。

(4)妥善安置家属及陪伴。

(二)插管时

1.协助操作者固定患者头部。

2.随时配合气管镜吸痰。

3.导管插入后进行气囊注气(10ml 注射器)。

4.固定插管(胶布及寸带)。

5. 遵医嘱用药,密切监测生命体征。

(三)插管后

1. 垫枕头、安床挡、整理床单位,将病床归位。

2. 记录气囊注气量、压力,以及呼吸机潮气量、呼吸频率等参数。

3. 收拾用物;向家属及陪伴交代注意事项,强调约束双手的重要性。

附 2:气管切开护理任务清单

(一)切开前

1. 物品准备(表 6-2)

表 6-2　物品明细

物品名称	数量	物品名称	数量
负压吸引装置	1 套	0.5％碘伏	1 瓶
一次性吸痰管	10 根	无菌手套	3 副
气管切开包	1 个	生理盐水(250ml)	1 袋
气管套管(8 号)	1 个	无菌剪口方纱	2 包
利多卡因	1 支	卷枕	1 条
一次性注射器(5ml、10ml)	6 个	寸带	60cm
无菌纱球	2 包		

2. 患者准备

(1)术前 4～6h 禁食、水。

(2)连接监护仪,建立好静脉通路。

(3)患者去枕平卧位,肩部垫软枕(浴巾卷滚轴垫于肩膀下),充分暴露颈部。

(4)彻底吸痰,清理呼吸道分泌物。

(5)清醒患者约束双手,遵医嘱用药。

3. 环境准备

(1)按气管切开患者房间布局。

(2)妥善安置家属及陪伴。

(3)房间紫外线消毒 30min,减少人员走动。

(二)切开时

1. 备好吸痰管,开启负压,协助吸引出血及分泌物。

2. 遵医嘱拔除气管插管。

3. 导管放入后进行气囊注气(气囊压力表或 10ml 注射器)。

4. 固定导管(寸带)。

5. 遵医嘱用药,密切监测生命体征。

(三)切开后

1.患者术后取头高位,垫枕头,避免头后仰,整理床单位。

2.观察切口有无出血、分泌物,切口周围皮肤有无红肿,有无皮下气肿。

3.术后第1天渗血浸湿方纱约2/3时更换,不宜过频。术后第2天后更换2次。

4.记录气囊注气量、压力,导管位置,呼吸机潮气量、呼吸频率,出血量等。

5.收拾用物;向家属及陪伴交代注意事项,强调约束双手的重要性。

附3:更换气管套管护理任务清单

(一)更换前

1.物品准备(表6-3)

表6-3　物品明细

物品名称	数量	物品名称	数量
负压吸引装置	1套	碘伏棉签	3包
一次性吸痰管	10根	无菌手套	2副
气管护理包	1个	一次性注射器(10ml)	1个
气管切开套管	2个	生理盐水(250ml)	1袋
固定带	1根	卷枕	1个
无菌剪口方纱	2包		

2.患者准备

(1)术前4～6h禁食、水。

(2)连接监护仪,建立好静脉通路。

(3)患者去枕平卧位,肩部垫软枕(浴巾卷滚轴垫于肩膀下),充分暴露颈部。

(4)彻底吸痰,清理口咽部及呼吸道分泌物。

(5)清醒患者约束双手,遵医嘱用药。

3.环境准备　妥善安置家属及陪伴。

(二)更换时

1.备吸痰管,开启负压,随时进行气道吸引。

2.使用10ml注射器对气囊进行注气。

3.使用气管切开固定带对气管切开套管进行固定。

4.遵医嘱用药。

(三)更换后

1.垫枕头,整理床单位。

2.观察切口有无出血、分泌物,切口周围皮肤有无红肿。

3.记录气囊注气量、气囊压力、导管型号及位置、呼吸机潮气量、呼吸频率等。

4.收拾用物;向家属及陪伴交代注意事项,强调约束双手的重要性。

第七章

撤机与拔管

第一节　停　机

一、评估

1. 插管的原发疾病是否得到控制及纠正。
2. 评估患者的自主呼吸能力及咳痰能力。
3. 评估气道顺应性和气道阻力情况。
4. 循环系统和其他系统是否能够耐受。
5. 患者的精神心理因素。

二、准备

1. 患者之前用过的镇静、镇痛、肌松药物作用已消失。
2. 患者精神佳,有一定的体力和耐受力。

三、观察

1. 监测呼吸,如患者安静,末梢红润,肢体温暖、无汗,胸廓起伏状态良好,两肺呼吸对称,呼吸平稳,可继续脱机。若患者出现呼吸频率明显增快或减慢,呼吸变浅,胸式呼吸不明显,胸腹运动不协调,心率较前明显增加,鼻翼扇动,出冷汗、发绀、烦躁不安等,立即给予接上呼吸机辅助呼吸。

2. 监测心电图、血压、动脉血氧饱和度,血压升高、呼吸加快、SaO_2 小于 95%时,应立即行动脉血气分析,如果 PaO_2 小于 60mmHg,$PaCO_2$ 大于 45mmHg 应重新使用呼吸机,并根据动脉血气来调整呼吸机参数。如果脱机前后半小时测动脉血气均正常且相差不大时,可继续停机。

四、方法

1. 宜在白天进行,人员多,观察细致,可提供更多安全保障。

2. 停机前告知患者,取得患者的理解与配合。

3. 停机前彻底吸痰,吸痰后给予高浓度氧,继续机械通气 10～20min。

4. 按脱机流程脱开呼吸管路,患者取半坐位,给予患者吸氧支持。氧流量 3～4L/min,有条件可应用湿化治疗仪吸氧。

5. 停机期间注意观察患者生命体征。

6. 停机应循序渐进,由短及长,以患者能耐受为宜。

7. 如若患者不耐受应及时接用呼吸机。

五、停机指征

1. 原发病已基本控制,病情稳定;营养状态及肌力恢复。

2. 呼吸频率 20 次/分左右,通气量＞10L/min,潮气量＞5ml/kg,停机吸氧时吸入氧气分数(FiO_2)＞0.4 时,血气结果 $PaCO_2$＜50mmHg,PaO_2＞60mmHg。

3. 患者神志清楚或已恢复到机械通气前较好状态,肺部感染得到控制。

4. 患者自主呼吸增强,吸痰时暂时断开呼吸机,无明显呼吸困难,降低机械通气量时患者能自主代偿(自主呼吸或辅助呼吸模式下,可维持正常有效通气)。

六、接机指征

1. 呼吸频率＞30 次/分或增加 10 次/分以上;心率＞120 次/分或增加 20 次/分以上或出现节律异常如频发房颤等。血压变化:收缩压升高或降低＞20mmHg或舒张压升高或降低改变 10mmHg,以及血氧饱和度低于 90%。

2. 患者出现烦躁不安、出汗、动脉血气分析显示明显低氧血症或高碳酸血症,动脉血 pH＜7.30。

3. 患者出现严重心律失常或心电图改变。

4. 注意患者个体差异,分析具体病历资料,在实践操作中灵活掌握。

七、脱机流程

脱机流程如图 7-1 所示。

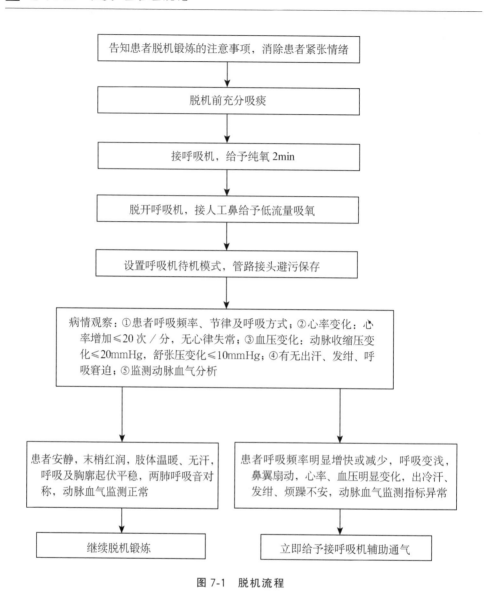

图 7-1 脱机流程

第二节 撤 机

一、评估

1.患者一般情况好转和稳定,神志清楚,感染控制,循环平稳,能自主摄入一定的热量,营养状态和肌力良好。

2.呼吸功能明显改善

（1）自主呼吸增强，常与呼吸机对抗。

（2）咳嗽有力、能自主排痰。

（3）吸痰等暂时断开呼吸机时患者无明显的呼吸困难，无缺氧和 CO_2 潴留表现，血压、心率稳定。

（4）降低机械通气量，患者能自主代偿。

3.血气分析在一段时间内稳定，血红蛋白维持 100g/L 以上。

4.酸碱失衡得到纠正，水电解质平衡。

5.肾功能基本恢复正常。

6.向患者讲明撤离呼吸机的目的和要求，患者能够予以配合。

二、方法

1.撤机时间宜选择早晨或上午，在患者经过良好睡眠后开始；撤机操作宜在白天进行，夜间则需保持较为稳定的机械通气支持。

2.撤机时应帮助患者选择合适的体位，一般常取坐位或半坐位，以减小腹腔脏器对膈肌的压迫，改善膈肌运动。

3.撤机中必须有医护人员在场密切监测患者的呼吸、循环、中枢神经状态，对患者的停机反应做出评价。原则上应在患者能够耐受的前提下尽可能快地撤除机械通气，但务必以不引起呼吸、循环功能的恶化和呼吸肌疲劳为度，必要时及时恢复有效的机械通气。若不看撤机反应，一味硬性撤机，反而会延缓或逆转停机过程。

4.需要长期机械通气的患者，撤机应该以缓慢的速度来进行，包括逐步延长自主呼吸时间。

三、撤机后护理

撤机后不能放松对患者的监测和治疗，因患者重病后体质虚弱，免疫力下降，易致重新感染、水电解质紊乱和酸碱失衡。只有加强对患者的管理和治疗，才能避免上诉情况的发生，并可争取肺功能的进一步改善。

四、撤机失败原因分析

1.气道分泌物潴留

（1）原因：①气道分泌物过多；②咳嗽无力，黏液纤毛廓清系统受损，气管吸引拖延时间过长或操作不当。

（2）处理：加强气道清洁处理技术，包括气道适当湿化，让患者深呼吸和用力咳嗽，施行气管吸引、胸部理疗（叩背和体位引流）等增加气道分泌物廓清的办法。

2.吸气肌疲劳

(1)原因:①基础肺疾病没有完全控制,呼吸肌疲劳没有完全恢复或呼吸功增加;②心排血量降低;③低氧血症;④机械通气时呼吸机与自主呼吸不协调,呼吸肌功能储备下降或撤机过程中发生呼吸肌的亚临床疲劳。

(2)处理:①基础肺疾病的理想治疗以减少呼吸功耗和防止低氧血症;②纠正血流动力学异常;③应用适当的撤机技术,改善呼吸机与自主呼吸的协调性。

3.上气道阻塞

(1)原因:声门水肿,由于气管插管的压迫刺激,拔管后咽喉部、喉水肿、声门造成严重水肿,出现呼吸困难严重窒息。

(2)预防:拔管前静脉滴入 5mg 地塞米松。

(3)处理:重新进行气管插管。

第三节　拔　　管

一、成功拔管的必备条件

1.导致插管和呼吸支持的病因是否去除或基本控制。

2.撤离呼吸机成功,观察 1～2d。在 $FiO_2<0.4$ 时,血气分析正常。

3.患者咳嗽反射、吞咽反射恢复。

4.咳嗽力量较大,能自行排痰。

5.自主潮气量 >5ml/kg;呼吸频率:成人 <20 次/分,小儿 <30 次/分,婴幼儿 <40 次/分。

6.检查无喉头水肿,上呼吸道通畅。

7.下颌活动良好,以便拔管后出现呼吸障碍再度插管。

8.胃内无较多的内容物残留,避免拔管后呕吐误吸。

二、拔管程序

1.拔管前处理

(1)一般安排在上午拔管。

(2)向患者说明拔管的步骤和拔管后注意事项。

(3)拔管前宜禁食,留置胃管患者应吸空胃内容物。

(4)拔管前充分吸净气管内分泌物和气囊上滞留物。

(5)对长时间插管或疑有喉头水肿者,拔管前 30min 静脉注射地塞米松 5～10mg,拔管前 4h 停用镇静药、肌松药。

2.拔管

(1)抬高头部,和躯干成 40°～ 80°。

(2)检查患者临床基础情况(生命体征和动脉血气等)。

(3)床边备有随时可用的充分湿化的氧气源。

(4)备有随时可重新插管的各种器械。

(5)完全放松气囊,再次吸尽气管内、气囊以上及口咽部分泌物。

(6)嘱患者深吸气,于深吸气末顺气道自然曲度轻柔、迅速地将导管拔出。

(7)拔除导管后,经鼻导管吸入充分湿化的氧气

3.拔管后处理

(1)需注意给患者吸氧,吸氧浓度可酌情适当调高。

(2)鼓励患者用力咳嗽,必要时给予吸引。

(3)拔管后喉痛、声音嘶哑可持续 48～72h,因此至少 2h 内不能进食,尽量少说话,防止在会厌反射未完全恢复的情况下发生误吸。

(4)检查重要体征和血气,仔细观察有无喉痉挛、喉头水肿的征象。

(5)注意患者的主诉,密切观察患者的呼吸、心率等情况,半小时后复查血气结果。

(6)如发生进行性缺氧、高碳酸血症、酸中毒或喉痉挛,治疗效果不明显,应立即重新插管。

(7)气管切开拔管,必要时可在拔管前行堵管试验:放尽气管导管气囊气体,堵住气管套管口,观察患者有无憋气或严重吸入性呼吸困难,气管旁听诊有无通气气流音或严重喉鸣音。

三、病情观察及护理

1.密切观察生命体征:注意有无鼻翼扇动、呼吸增快、费力、三凹征、发绀、患者有无出现烦躁不安等缺氧现象,拔管后 30min 复查动脉血气分析。

2.拔管后声音嘶哑、喉头水肿的患者,常规应用地塞米松;术后肺动脉高压、痰多、支气管痉挛者,常规静脉注射二羟丙茶碱(喘定)。

3.持续吸氧。

4.保持安静,减少氧耗量。

5.将呼吸机和气管插管备在患者床旁至少 24h。

6.拔管后不宜应用抑制呼吸或咳嗽反射的药物。

7.可用多种方法促进患者排痰,如利用手法排痰、体位引流、咳痰机、振肺排痰仪、呼吸道清除系统仪等。

四、恢复机械通气的标准

拔管后,如出现下述生理指标之一时,应立即恢复机械通气。

1. 血压:收缩压变化超过 20mmHg 或舒张压改变＞10mmHg 以上。

2. 脉搏＞110 次/分,或每分钟增加 20 次以上。

3. 呼吸频率＞30 次/分,或每分钟增加 10 次以上。

4. 潮气量＜300ml(成人)。

5. 出现严重心律失常或心电图改变。

6. PaO_2＜60mmHg。

7. $PaCO_2$＞55mmHg。

8. pH＜7.30。

主要参考文献

曹力,周丽娟,刘新民.2012.临床护理操作失误防范.北京:人民军医出版社

陈灏珠,林果为,王吉耀.2013.实用内科学. 13 版.北京:人民卫生出版社

侯惠如,杨晶.2017.中国老年医疗照护(住院护理典型案例篇).北京,人民卫生出版社

临床护理实践指南.2011.中华人民共和国卫生部,中国人民解放军总后勤部卫生部.北京:人民
    军医出版社

刘长庭.2011.呼吸内科临床问答.北京:人民军医出版社

马燕兰,侯惠如.2013.老年疾病护理指南.北京:人民军医出版社

皮红英,陈海花,田晓丽.2013.军队医院护士必读.北京:人民卫生出版社

皮红英,王玉玲.2014.专科护理技术操作规范与评分标准.北京:人民军医出版社

皮红英,张立力.2017.中国老年医疗照护(技能篇-日常生活和活动).北京,人民军医出版社

王建荣,皮红英,张稚君.2016.基本护理技术操作规程与图解.第 3 版.北京:人民军医出版社

应岚.张素.2010.呼吸系统疾病护理知识和技能问答.北京:人民军医出版社

俞森洋,蔡柏蔷.2009.呼吸内科主治医生 660 问. 2 版.北京:中国协和医科大学出版社

俞森洋.2008.机械通气临床实践. 北京:人民军医出版社

郑彩娥,李秀云.2012.实用康复护理学.北京:人民卫生出版社

中华医学会重症医学分会.2013.呼吸机相关性肺炎诊断、预防和治疗指南(2013)[J].中华内科
    杂志,52(6):524-543

仲剑平.2007.医疗护理技术操作常规. 4 版.北京:人民军医出版社

朱蕾.2017.机械通气.第 4 版.上海:上海科学技术出版社

朱元珏,陈文彬.2012.呼吸病学.北京:人民卫生出版社

RD Restepo,BK Walsh. 2012. Humidification during invasive and noninvasive mechanical ventila-
    tion:Respiratory Care,2012,57(5):782-788

附　　录

附录 1　气管切开换药技术考核表

项目	总分	技术操作要求及评分					
评估	10 分	评估患者生命体征、病情、脉氧饱和度,意识状态及配合程度	5				
		评估患者气管套管口及周围皮肤情况	5				
操作前准备	15 分	服装整洁、仪表端庄、戴口罩	5				
		向患者解释沟通、语言、内容适当,态度真诚	5				
		备齐物品、洗手,落实查对	3				
		环境整洁、舒适、安全	2				
操作过程	60 分	携用物至床旁放置合理,解释恰当	3				
		协助患者取正确体位	5				
		除去污染敷料方法正确	5				
		切口消毒方向、手法正确	8				
		取出无菌敷料方法正确	5				
		放置敷料手法轻柔、正确	8				
		观察人工气道是否通畅方法正确	5				
		观察切口处皮肤情况方法正确	5				
		记录气管套管位置正确	5				
		妥善固定敷料是否平整	5				
		患者体位舒适,床单位整洁	3				
		整理用物,洗手,记录	3				
评价	15 分	操沟通作动作熟练、节力	5				
		操作过程注意保护患者安全	5				
		操作过程注意和患者的沟通	5				
提　　问							
完成时间							
总　　分							

附录2　气管切开换药观察考核表

项　目	总分	技术操作要求及评分						
评　估	10分	患者病情:生命体征、意识状态、脉血饱和度	5					
		一般情况:人工气道、呼吸机运转及管路情况等	5					
操作前准备	10分	护士准备:洗手、戴口罩,物品准备等	5					
		患者准备:护士给予解释操作的目的	5					
操作过程	环境观察	20分	观察有无噪声和不适宜的光源	5					
			观察温湿度是否适宜	5					
			观察设施用品	5					
			观察可能对患者产生影响的人员	5					
	病情观察	40分	一般情况的观察	5					
			意识和配合程度的观察	5					
			套管固定情况的观察	6					
			套管位置的观察	6					
			切口处皮肤的观察	6					
			切口处分泌物、渗出液的观察	6					
			剪口纱布放置后的观察	6					
	报告及记录	10分	必要时报告医生	5					
			记录时间、观察到的主客观资料、报告情况、处理措施及效果等	5					
评　价	10分	条理清楚,重点突出	5					
		观察细致,沟通到位	5					
提　问								
完成时间								
总　分								

附录3 人工气道维护记录单

科室____床号_____姓名_____ 男 女 年龄____住院号_____门诊号_____

入院日期/时间_____诊断_____导管类型套管/插管_____

置管时间_____拔管时间_____

时间	人工气道管理							
	气管套管位置	导管外露长度	湿化措施	痰液黏稠度	气囊压力	气囊注气量	漏气情况及处理	其他问题

附录4　应用无创呼吸机操作考核表

项目	分值	技术操作要求及评分				
操作前准备	10分	着装、仪表、举止符合要求	4			
		备齐物品、洗手、落实查对	3			
		检查无创呼吸机及其他物品性能良好	3			
评估	15分	向患者解释沟通、语言内容适当、态度真诚	5			
		评估患者一般情况、病情状态及生命体征	5			
		评估患者口鼻腔及面部状况,有无禁忌证	5			
操作过程	60分	检查无创呼吸机工作状态及患者情况	6			
		连接无创呼吸机和湿化罐的电源,正确连接空气和氧气接口,湿化罐加水准确	6			
		根据医嘱调整无创呼吸机参数	5			
		接模拟肺观察无创呼吸机运转	5			
		协助患者取正确体位	5			
		固定鼻/面罩方法正确,松紧适宜	5			
		听诊两肺呼吸音	5			
		观察转运呼吸机参数范围及运行状态	5			
		观察神志、面色、血氧饱和度,观察患者口唇、颜面、甲床色泽	5			
		观察患者胸廓起伏及脉氧饱和度	5			
		脱开呼吸机鼻面罩与患者的连接及时正确	4			
		整理床单位及用物,洗手,记录	4			
评价	15分	操作程序熟练,动作规范	5			
		操作过程注意保护患者的安全	5			
		操作过程注意和患者的沟通	5			
提　问						
完成时间						
总　分						

附录5 应用简易呼吸器操作考核表

项目	分值	技术操作要求及评分					
操作前准备	10分	着装、仪表、举止符合要求、洗手	4				
		备齐物品、测试物品是否完好、落实查对	3				
		环境整洁、舒适、安全	3				
评估	15分	向患者解释沟通、语言内容适当、态度真诚	5				
		评估患者一般情况、病情、生命体征	5				
		评估患者口咽、鼻咽部状况，有无禁忌证	5				
操作过程	60分	协助患者取正确体位	5				
		清理呼吸道方法正确	5				
		开放患者气道方法正确	8				
		连接吸氧装置，调节氧流量正确	5				
		面罩固定于口鼻不漏气，保持气道开放状态	5				
		有节律的挤压球囊，挤压方法及频率正确	8				
		观察单项呼吸活瓣活动	4				
		观察面罩内雾气	4				
		观察患者口唇、颜面、甲床色泽	4				
		观察患者胸廓起伏	4				
		观察脉氧饱和度	4				
		整理床单位及用物，洗手，记录	4				
评价	15分	操作熟练、动作轻柔	5				
		操作过程注意保护患者安全	5				
		操作过程注意和患者的沟通	5				
提 问							
完成时间							
总 分							

注：1. 总分100分，回答问题错误从总分中扣除一定分值。

2. 一般项目每项扣2分，及时纠正扣1分。

3. 计时从向患者解释开始，至整理用物后报告操作完毕止，完成时间5分钟，超过30秒钟扣1分。

附录 6　机械通气观察记录表

日期	时间	通气模式	潮气量	呼吸频率	氧浓度	PEEP	停机时间	接机时间	心率	血压	氧饱和度	签名

附录 7 机械通气患者健康教育流程

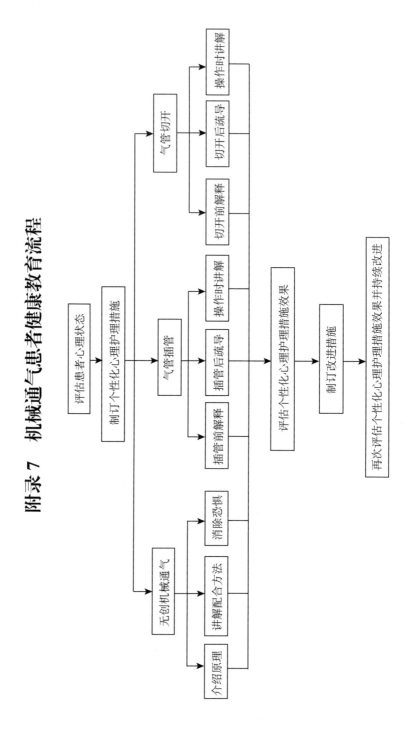

附录 8 人工气道患者管理登记表（1-总表）

编号	科室	床号	姓名	插管次数	插管原因或病因	导管类型套管/插管切开或插管时间	固定方法	湿化方法	气囊压力	气囊量注气	是否使用呼吸机及呼吸机型号	停用呼吸机时间	拔管时间及原因	更换套管时间

附录9 人工气道患者管理登记表（分表）

人工气道维护单

科室_____ 床号_____ 姓名_____ 男/女_____ 年龄_____ 住院号_____ 门诊号_____ 入院日期/时间_____

诊断_____ 导管类型：_____ 置管时间_____ 拔管时间_____ （备注）_____

人工气道管理情况

时间	气管插管外露长度	气管切开套管位置（气囊细管）	固定方法	湿化措施	吸痰方法	痰液黏稠度	气囊压力（cmH₂O）	气囊注气量	漏气情况及处理	使用化痰药物及措施情况	其他问题及处理情况

附录10　人工气道专项质量检查表-1

楼号	病区	床号	管道种类		固定		吸痰方法		气囊		湿化方法		记录			呼吸机			备注
			切开	插管	胶布	寸带/固定带	按需	定时	注气量	压力	间断	持续	置管时间	外露刻度（cm）	风险评估	湿化罐	冷凝水	过滤网清洗	

附录 11　人工气道相关信息登记表-2

床号	姓名	年龄	诊断	导管类型		首次留置时间	套管更换间隔时间	固定方法	是否有导管交班表		切开患者				备注
				插管	套管				是（具体内容）	否	切口敷料更换频次	切口敷料类型	切口消毒液类型	皮肤情况	

附录 12　人工气道专项质量检查表-3

科室	人工气道总数：气管插管：床号：姓名：气管切开：床号：姓名：	呼吸机相关性肺炎知识提问			管道防脱防堵知识	导管更换时间	气囊压力	密闭式吸痰使用情况
		减少口咽部和上消化道细菌定植	防止口咽部分泌物的吸入	减少外源性污染				

附录 13　人工气道专项质量检查表-4（人工气道脱管判断与处理）

科室	护士姓名及职称	气管插管				气管切开套管	
		正常外露长度	管道脱出判断	处理措施	固定方法	固定方式	固定松紧